行政薬剤師とは何だ？

35年間の業務格闘手記

はやし まさひろ

東京図書出版

目 次

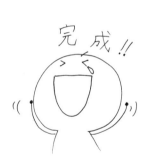

序章　手記を残す動機

薬学教育６年制の弊害？　行政志望者激減への危惧、「公衆衛生」の大切さを伝えたい

令和４年12月。

筆者は、とある自治体の保健所に勤務する「行政薬剤師」であり、今年度に60歳を迎え、年明け、令和５年３月末に自治体勤務通算35年となり、定年退職する高齢者予備群である。

現在の役職は、保健所の技術次長であり、技術部門の管理職として勤務している。

「行政薬剤師」とは、国や都道府県、政令指定都市等の国・地方公共団体で行政職に携わる薬剤師免許を取得している技術吏員である。筆者は現在、某都道府県の保健所の一員であるが、国ならば厚生労働省の医薬・生活衛生局の各課、地域の厚生局の麻薬取締部等への勤務、その他国都道府県の試験検査研究機関等で勤務をする者が挙げられる。

平成18年度から薬学教育の６年制がスタートした。筆者が薬学生の頃の教育は４年制であり、４年次に卒業後の就職先として病院や薬局での調剤業務を希望する者は、大学の伝手等で一定期間研修するカリキュラムが設けられていたと記憶している。学生の進路先は、街中の開局している薬局、病院や医院の院内薬局への勤務が半数以上を占めていたと思うが、そのほか製薬企業の販売部門の MR や研究部門の職員他、筆者のような行政職、公務員を希望する者も少なからず存在していた。

当時の「４年制」の教育は、ある程度、学生に就職先が選択できる余地を残していたように思える。公衆衛生、化学等の分野では、衛生検査技師や毒物劇物取扱責任者の資格等は薬学部を専攻、修了、卒業したこ

とのみで取得できるなど、いわゆる「就職のツブシが効く学部」としても知られていた。

　筆者は研究職を希望していたことで、病院や薬局の勤務については全く眼中になく、「調剤」の研修には参加しなかった。

　が、十数年前から時代は様変わりし、高齢社会が進むにつれて、病院薬剤師はもとより、街中で開局している薬局薬剤師も24時間オンコール体制、地域包括ケアシステムの一翼を担い、地域の在宅医療に加わるようになるなど、薬学教育のカリキュラムの根幹そのものが見直された。薬学教育の「6年制」、真の医療従事者として、病院のベッドサイドの治療参画のみならず、健康寿命延伸のサポートを担う「臨床薬剤師」の育成が主流となっていくかのように進展していった。

　その流れからなのか、「行政」を志望する余地がなくなったかの如く、筆者の勤務する自治体では、薬学教育6年制移行後の卒業年（平成24年）から毎年、志望者が減り、令和以降は採用試験への受験者数が一桁台となり、令和4年度（令和5年度からの新規勤務予定者）の採用試験の合格者はゼロとなった**〈巻末に自治体作成参考資料を掲載〉**（※但し、例えば採用枠が2人で、志願者が2人しかいない場合、その2人は無条件的に合格か？　……というものでは決して無く、当然、選考基準はきちんとクリアする必要はあるとのことだった……）。

　筆者の私見に過ぎないが、薬学教育の6年制はどうしても「臨床薬剤師」の育成が中心となり、薬学生としても、将来の自身の就職像は、医療現場（病院や薬局）の第一線で調剤業務に就き、日々、入院患者を含めた要治療者への服薬指導等で活躍している姿を思い浮かべる人が大半になっているのではないだろうか。

　だが、筆者が退職前に言いたいことは、「行政職」に勤めてみて、地域住民のための「公衆衛生」に携わることが、これほどまでに業務が多岐にわたり、医療に、生活環境に、それぞれ各分野の幅が広く、そして

深いかということである。筆者は、薬事、医療、環境、廃棄物等、様々な業務において、常に興味と疑問を持って臨むことができたこともあって、職員としての35年の在職期間が、相当長きにわたるにもかかわらず、非常に早く過ぎ去り、筆者なりに充実していたものと振り返ることができたのだった。もちろん、他の同胞も皆それぞれの公衆衛生勤務に就き、それぞれの勤務を全うしてきているものと思っている。

「公衆衛生」とは、「公衆」、広く皆様の「衛生」、生活を衛る（守る）という意味になる。

「臨床薬剤師」教育が進む中で、筆者としては、行政薬剤師は存在がなくなるとは思いたくないが、「全体の奉仕者」「世の為人の為」の美学だけでは、就職への志望者は、先細るのみになると懸念されるところである。

　ただ、これからの臨床薬剤師のニーズとして、地域包括ケア、在宅医療の分野への薬剤師の進出が挙げられるが、まだまだ対応途上の感は否めない。その進出や進展を図るための住民や在宅患者との繋ぎの役割を果たせるのは、一体、誰になるのか？

　日本は地震大国である。東日本大震災からの教訓、災害医療で被災地の状況に応じて臨床薬剤師の派遣等を行うためには、果たして、誰が的確に助言できるのか？

　広く皆様の生活を衛る（守る）ことに繋げていくための使命、それらは、行政薬剤師が担うべき業務として対処していかなければならないものと思う次第である。

　筆者の時代の行政薬剤師はまさに「対物業務」が中心となっていた。しかしながら、新型コロナウイルス感染症の対応を行ってきた中で、これからは、もっと医療分野である「対人業務」に参画していく必要があるということも体得でき、時代の変遷の中で、行政薬剤師の業務は確実に変わっていくものになる、と思うようになってきたのだった。

現在、読者に薬学生の方々が居られて、この手記を通じて、「行政薬剤師、やりがいがあるかも」と考えていただけたならば、この「行政薬剤師職」について、心の片隅にでも将来の就職先の一つとして、選択肢となるように、御検討いただければ、この上なく幸甚である。

　令和5年1月20日

第1章　某都道府県自治体に奉職

公務員、というより社会人1年目としてのスタート

　筆者は、37年前、昭和61年3月に埼玉県に在る城西大学薬学部を卒業。その後、昭和63年3月に同大学薬学研究科修士課程を修了し、35年前に現自治体に奉職した（研究職に行く話と違っているぞ、と言われたら身も蓋もないが……）。

　筆者の就職時期に時代をさかのぼると、筆者の父は、とある会社の企業戦士の転勤族で、最後は関東本社で定年を迎え、住居地の交通の利便性もよく、住んでいた賃貸住宅を購入して永住、筆者も、その地を実家として、とある関西の製薬会社の研究技術職に収まる予定だった。

　が、父は親孝行者、筆者の祖父の郷里が筆者の現在勤務している自治体にあたり、祖父の一言「自身の郷里に骨を埋めたい」という願いをかなえるために、予定を大幅に変更。筆者も大学院修士課程修了の年と重なり、いわゆる「主な居住地」を変更する計画に従うこととし、昭和63年3月までに現自治体のとある市に父が新居を構えるように準備をしていくのだった。

　昭和62年5月、就職先は一応、関西の製薬会社のつもりだったが、現自治体の採用試験願書の締め切りの確か10日前くらいに、両親から「公務員も悪くないぞ、まず絶対に倒産がなく安定している」と軽く持ち掛けられ、「じゃー、願書取り寄せてみようかー」と出願。そこから、筆者の人生が360度……じゃない、180度変わっていくことになった。

　なんだかんだ受験し、面接し、一生の運を使い果たすかの如く、競争率も低くない中で合格。採用が決まり、昭和63年4月、意気揚々と現自治体の入庁式に臨んだ。本庁舎の大広間で当時の知事の訓話を聴き、

今後、公務員として、襟を正し、まじめに、細く、長く、目立つことのない人生を歩んでいくのだ、と自分自身に対し諭したのだった。

しかしながら、「仕事をする、給料をいただく」ということは、当然ながら、人それぞれに、個人差もあるが、相当厳しいことを自分なりに、思い知らされるようになる。

このことは、公務員に限らず、どこに就職をしたとしても、誰しもが、社会人になれば、突き当たる壁として出てくるものである。

公務員のスタートから1カ月は、予想しない「嘘でしょ?」、「え?そんなことするの?」ばかりで、新人研修も含めて驚くことが多かった。

「公務員、全体の奉仕者になる」ということは、非常に過酷なことだ、と日々、配属となった保健所の業務を通じ、実感していくのだった。

「公務員」には「事務職」と「技術職」がある。入庁当初は、そのようなことは全く知らず、「行政」で働く「薬剤師」、社会人たるもの、自治体の諸先輩方々にとにかく、「謙虚に接すること」を心がけるようにと強く両親からも言われていた。もちろん当然のことながら、ではあるが、当時の若き筆者は、厚顔無恥、傍若無人、勝手気儘、無頓着……だったため、日々、大失敗を繰り返していくのだった。どんなって?わっはっは、いろいろである。

A保健所　試験検査室業務の概要等

改めて、昭和63年4月1日、某自治体の出先機関、A保健所に薬学系「衛生薬学」の技術吏員として配属され、「行政薬剤師」としての一歩を踏み出すことになる。

A保健所の中の配属先は、「試験検査室」であった。

　室長以下、主任2名、技師2名（うち1名が筆者）、器具洗浄等の会計年度任用職員1名、以上6名で業務を行う。
　検査業務には、対人検査と対物検査があり、筆者は対人業務を担当した。

　当時はまだ、携帯電話も、当然パソコンなんぞもまだまだ普及しておらず、ほぼほぼ、アナログの世界だった（筆者が個人的に携帯電話を持ったのは、平成10年度だった）。
　世間では、文書をスマートに作成できるワードプロセッサーの開発が進み、自治体職員の間でも、個人個人で業務の効率化を図るために、自腹を切って購入する者が少しずつ増えてきていた状況だった。

　対人検査の主任は臨床検査技師の資格を持つ方だった。
　当時、当自治体では保健所は20カ所弱、現在のように市町村合併が行われる前だったことから市町村自治体も多く、60弱を数えていた。
　A保健所管内では1市4町1村（現在は1市1町）と共に歩む体制となっていた。
　当時、対応していた検診では、老人健診や基本健康診査などを各町村と協力しながら、郡部町村の保健センター等に出向き、確か69歳までの方々の健康診査を実施していた。検査室で担当していたのは、検尿と採血検体による生化学検査だった。
　午前中に保健所長（公衆衛生医師）、保健予防担当課の職員（保健師や栄養士、放射線技師等）、試験検査室員（臨床検査技師等）の必要人員で公用車に分散して乗車し、郡部町村の検診場所で準備されている地域の公民館等に出向くのであった。
　検診は午前中に終わるように計画され、試験検査室業務となる生化学検査は採血検体を保健所に持ち帰り、午後から自動分析装置にかけて、100〜200人弱の検査結果を所定の報告書に転記して、保健予防担当課に報告するものであった。
　自動分析装置は装置専用のコントロール血清を用い、検体からコレス

テロール値や中性脂肪、血糖値を検査機器のプログラム化された検量線により定量していたものと記憶している。指標となるコントロール血清の精度管理を定期的に行い、分析データ値は、常に信頼のおけるものにしておくなど、気を使ったものだった。

大人の検診だけではなく、保健所では、母子保健法に基づき、3歳児検診も行われていた。

乳幼児や子供の泣き声がこだまする保健所……。当時が非常になつかしい。検診は、医師の診察、発育や発達の様子を母親が保健師に伝えて、発育で不安なことを相談する面談、検診状況を母子手帳に記載していく流れだったと思う。

当方の担当は尿検査で、紙コップに尿を採取してもらい、検査スティックを尿に軽く浸して数十秒、色の変化によって、尿蛋白の下り具合の度合いを確認していくというものだった。

尿検査のみであったので、業務的には3歳児検診は非常に楽であった。

対人検査は、病院ならば、別室に移動して尿検査や採血を受ける臨床検査室の業務を思い浮かべる、正にその雰囲気であった。

検査の中で若干、というか、かなり苦痛だったのは、やはり検便による保菌検査が挙げられる。

何と言っても相手は、うんこ、大便、糞、フンである。目の前に、半径1m以内に、少量ずつとはいえ、数十人、数百人の大便が置かれるわけであって、……かなり臭い。

便検体との格闘

業態者検診では、給食従事者や飲食店で調理を行う者を対象に、検便で赤痢菌を保有していないかどうかを確認する。保菌していれば、当然ながら給食用務には従事できない。

　事前の準備は主に培地の作成。

　SS（シゲラ・サルモネラ）寒天培地粉末をやかんに入れ、水に溶いて沸かし、ディスポーザブルの滅菌シャーレに当該やかん口から直接流し込む。滅菌シャーレは直径10 cm強、熱いうちに目分量で厚さ3〜4 mm程度になるように200〜300枚程度分注していく。まだ、湯気がたっているうちに、湯気を逃がすように蓋を少しずらして被せ、寒天培地が固まり、ある程度冷めたら蓋をきちんと被せて、裏返す。マジックで半分に区切り、1枚のシャーレで二人分の検査を行えるようにする。シャーレには、検診対象者の通し番号を書き入れて、前日の夕方までに準備をしておく、という流れになっていた。

　業態者検診実施日、8時30分の業務開始時間よりも前から、対象者が保健所の玄関前に並んで、開始を今か今かと待っている状況だった。
　当時の保健予防担当課の職員が受付で、事業者毎の名簿と検体便の入った茶色の小袋を受け取り、検査依頼書の名前と検便検体の名前が一致しているのを確認し、それぞれに通し番号を割り振り、小袋にマジックで大きく番号を書き入れ、所定の検体箱にその番号順に並べて置いていくのであった。
　便の小袋は縦横10 cm程度のビニールの袋で、各個人が当日か前日の夜に、小指の先ぐらいの大きさで十分となる量で便を採取して小袋に収める。そのビニール小袋より少し大きめの紙の茶袋に覆い入れ、ビニールと紙の二重袋の形態で便が提出されるのである。

　当方は、検体箱に番号順に並べられた小袋に入った便に、滅菌ガラス棒を二重袋を突き破り入れ、棒先端に便を付けて、シャーレ半分の範囲に超手早く、コテコテコテコテコテッ……と寒天培地を壊さないように塗る。
　隔週の火曜日に検査は実施されたが、だいたい一度に多くて500〜600人程度の便を培地に塗り付ける作業が行われた。一人で作業する時もあれば、二人で行うこともあった。

当然ながら、臭いなどと、そのような文句は言ってはいられない。この作業は転勤するまでの間、担当者として粛々と実施していくことになる。

　その後、便を塗った培地のシャーレは、恒温器に入れ、あくる日、培養状況を確認する。
　分離したコロニーの中に透明なコロニー、透き通った光るコロニーがあれば、赤痢を疑い、鑑定キットを使用して、赤痢陽性かどうかを確認していく流れとなっていた。
　疑わしいものは毎回、数十例程度出てきたものの、2年の在籍期間の中で実施した検査では、赤痢の陽性者、真正患者は一人も出なかったと記憶している。

　番外的な、目的から外れてしまう不適正事例を紹介する。SS寒天培地に生える便由来の大腸菌等のコロニーは、やはり、個人差が出てくる。人それぞれで生え方が違って当然であるのに、時々、生え方が似ている、それも、相当酷似しているものが、数十件程度連続して生えているような事例があった。通し番号と依頼書を突き合わせると、同じ組織の中の数十人であった。
　……いわゆる、一人の便で数十人分の検体を作成して提出しているのだろうと予測されたものだった。ただ、さすがにコロニーの生え方が酷似しているというだけで、確証できる、というものではない。
　まさか、検体提出者に聞き出す、問い質すことまではできないと思って、モヤモヤしていた。

　当時の上司の試験検査室長に、このことを告げると、当方とは怒りの温度が違い、「もし、検体提出で不正があって、提出されない受検者の中に、赤痢菌の保有者がいたらどうなる？」と問いかけられた。見過ごして陰性報告した保健所側の責任問題にもなる。ということで、この検査内容を報告するとすぐその場で室長は躊躇いなく、依頼書の組織の担

当にその旨を電話で連絡、問いかけて確認したのであった。

　電話の向こうの担当者は、あっさりと、申し訳なさそうに、「分けました」と認めたのであった。

　その後、室長は「保健所をバカにしてはいけない。絶対に許せるものではない」と怒り心頭で、トクトクと説教を行い、次回時に再検査を行うので、再度、検便を提出するようにと伝えたのであった。

　その後、同じような事例が、残念ながら、別のいくつかの施設で何例か続いたのだった。

　これまでに、保健所には、そのような行為者に対し、注意をして、言及する者が居なかったのか、最初の上司となる室長には、良くないことを是正する行政の毅然とした態度、厳しく指導する姿勢について、いろいろと教えていただいたものだった。

　検便当日、女性でも男性でも便秘はつきもの、排便が困難な場合もあるだろうが、直採※で行えることもあり、このような不正検体が罷り通ってはいけないため、所内で情報共有し、食品衛生担当課から給食施設や食品を提供する営業者に衛生講習等を通じて、不正な検体を提出するようなことがないように指導していくのであった。

　※直採：滅菌ガラス棒を受検者に渡し、トイレ等で、先端を直接、肛門から1〜
　　2センチ挿入してもらって自己採取してもらい、ガラス棒を受け取り、培地に
　　塗り付けていく手法である。
　　過去、便が出ない者について検査を急ぐ場合には、臨床検査技師が受検者の肛
　　門から直接採取した、とも聞いたのだった。個人的には、医療従事者からとは
　　いえ、やはり、自分の肛門をさらして採られたくないため、受検者には例外
　　なく「適正な」便採取をお勧めしたい。

業務内容に関する不満や疑問、最終的に謙虚な対応が生きていく

　試験検査室の対人業務は、「血液、尿、便、痰等を検体とする検査業

務を行うこと」が中心となっていた。当時は毎日の業務にしがみついてこなしていくことで精一杯となり、全く余裕はなかったが、検体を受け取り、何等か検査して、結果を保健予防担当課に書面で伝える作業の繰り返しだった。

　筆者の私見として、他の業務に無理やり当てはめるとしたら、某ハンバーガーショップのアルバイトの「ポテトフライ担当」の様相に例えられる気がした。

　原材料仕入れ部門からスライスされたポテトを「ポテトフライ担当」が受け取り、「フライヤーで揚げて、塩を振りかけて、箱に詰めて、配膳可能なものにして」次の接客担当に渡すこと（のみ）に専念する、専念して対処できれば全てがOK、となる業務だったように思われた。筆者としては、個人的には、物足りない思いであった。

　例えば、当時、検診での血液検査、生化学データから地域の疾病を検討し、疾病に至るなんらかの傾向を考察するような話になった時、「出過ぎたことはしないように、それは保健予防担当課が考える領域となるので、口を出してはいけない」と諭されたのだった。

　当時筆者は、やはり周りが見えない身の程知らず、ということもあり、自身のストレスは当然大きかったが、検査室から別の部署に異動後、業務範囲、テリトリーがいかに重要になっていくかを思い知らされることになる。

「口を出すな」と諭されたとき、筆者は理解も半分だったが、他の先輩方から「自身が近い将来に保健予防、健康増進の行政に関わった時の『経験値』、『基礎データ』にしておけばよい、経験値は行政の場で施策計画を立てる時に必ず役立つ。自身の肥やしとしておきなさい」と説得されたことは、筆者自身のその後、数年にわたる行政への業務に大きな糧になったのであった。

　経験を積めば、単純に？　第三者から見れば、「口を出すな」はご

　もっともで、筆者は新規採用職員の分際であり、控えなければならない状況は間違いなかったが、検査室の一員、検査しか行わない一員であっても、やはり、自身の思いを発言して議論していくことは大切であって、決して無駄ではなかったものと思っている。

　くどい説明となるが、再度、試験検査室の業務は、いかにデータを間違いなく、正確に迅速に担当課に伝えられるか、に係っていた。公務員は配属された部署で配属された業務に専念しなければならない。もっとも「業務の専念」は公務員に限らず、雇用される立場では共通事項と思う。筆者にとっては、新規採用期の2年間は、「行政薬剤師」の立場云々ではなく、「新規社会人の在り方」を学ぶ、自身でも大切な2年間になっていたと振り返りたい。

「保健所法」から「地域保健法」へ

　35年前の保健所での新採時の業務を紹介したが、当時はまだ、「保健所法」で稼働していた。
　平成6年7月、「保健所法」は「地域保健法」に改正され、保健所業務はその法律の中に規定される存在となっていった。
　地方分権が進む時代の中で、地域の保健予防、健康増進に関する検診用務は、都道府県自治体の保健所から、住民に一番近い存在となる自治体、市町村が実施主体となっていき、母子保健法をはじめとする検診関係は殆ど市町で対応するようになっていったのだった。
　また、時代の変遷とともに、当自治体にあった20弱を数えた保健所は、統廃合により半分となり、試験検査を行える保健所はそのうち二つのみとなった。
　現在勤務しているA保健所には、試験検査室（課）は既に存在していない。
　民間に委託可能な検査、特に筆者が検診の時に担当していた検査業務については、手法も進化している中で、今現在は殆ど外部委託され、保

健所職員が行っている検査としては、AIDS 等の特殊なものに限られるようになっている。

　また、行政薬剤師で保健所の試験検査室を経験した者も少なく、確認したところ、特に、筆者のような新規採用者では、平成以降、E 保健所で一人、存在したのみであった。

第2章　薬事監視員としての業務開始

生活環境の担当課薬事担当班への勤務

　平成2年4月、次の赴任先はC保健所の生活環境の担当課で、薬事を担当する班に配属となった（赴任期間は2年）。

　C保健所では4市2町を管轄し、管内人口もA保健所と比較し、多かった。

　班は班長と班員2名、計3名で構成され、筆者にとっては二人の上司に指導を受ける形となった。今振り返ると厳しい中でも、薬事監視員として勤務をするうえで、この2年間のC保健所の経験が、のちの本庁薬務担当課で勤務するときの業務上の判断や進展にどれほど役に立ち、救われたかは計り知れない。

　二人の上司の以前の勤務地は本庁の薬務担当課で、班長が麻薬毒劇物担当の係長、もう一人は薬事担当の企画員（主任と同格）だった。歳は班長が薬事担当の企画員より2年、年上だった。ちなみに、その薬事担当企画員と筆者とは14年も離れていたのだった。

　班長と班の上司にとって当方筆者は、殆ど新規採用職員と同等であったと思う。

　人事配置ばかりは、被雇用者側に選択の余地はなく、上層部の辞令に従うしかない。

　上司として筆者をあてがわれた二人には、どれだけ手がかかり、迷惑をかけてしまったか、当時、筆者は無頓着故に殆ど考えたことはなかったが、数限りなく、上司を踏み台にしてきて、今に至っていることは間違いないと、つくづく反省しているところである。わっはっは……。

　A保健所の試験検査室業務では、保健所内部で別室になっていたこともあり、外部からの電話を取ることは殆どなかったが、C保健所では、

広い事務所内での職員の一人であり、とにもかくにも、保健所自体、どのような業務を行っているのか、どのような電話が多いのか、全くわからないからこそ、積極的に電話を取るように指示を受けた。

どのような相談内容で、どの担当部署に繋いだらよいのか、都道府県民の方々から保健所に直接電話がかかってくる最初の窓口として、的確に対応することが求められたのであった。

電話は、現在では各班の担当者へのダイヤルインで繋がるように分けられているが、当時は代表電話として、外部からの電話は、かかってきた順に4〜5回線まで、順次応答できるような仕組みになっていた。

上司からは、「まず仕事は、（あなたの）マイペースで進めてOK」と言われた。

後から別の上司を通じて教えてもらったことで、初めて仕事を共にする職員、特に新規の職員については、多くの直属の上司に当たる者は、当時の筆者と同じ立場の者からすれば身も蓋もないが、「その担当職員は初めから存在しない、直属の上司が初めから、新採職員の業務も完全カバーして、二人分の担当業務を任されたものと思って仕事をする」と考えている者が殆どだったそうだ。

理由としては、一人前として業務がこなせるようになるまでは、業務成果の計算がたたないことに他ならないが、関係法令に基づく立入検査や監視については、根拠等をしっかりと理解していないまま相手に誤った指導を行い、取り返しのつかないことになってもいけない。それだけ責任の重い業務になっているということも併せて御理解いただきたい。

が、しかし、どんなふうに動いて仕事をするのか。上司からは、「私と班長の動きをよく見ておいて、今、動いたこと、対応したことが、当班の所管する法律のどの部分に該当しているのか、いわゆる『対応した』とする根拠は何なのか、その部分を自分なりに解釈しながら、押さえていきなさい。時々、解説するから」と指導を受けたのだった。

　これは現代のOJT（オン・ザ・ジョブ・トレーニング）の走りだったように思えたのだった。

　業務は、それぞれの保健所において、各課各班の職員一人ひとりの業務が「事務分掌」として示される。薬事担当班は筆者を含めて三人で、班長を含めた各班員の分掌は所管法令で区切られることが多かった。
　二人の上司は、協議して、筆者には範囲を定めず、二人の計らいで事務分掌を半分に分け、筆者がすべての業務をこなせるようにと、二つに分けられた全ての業務の「副担当として」回すようにしたことを後から聞かされたのだった。

　これは、筆者が今後の異動で、どこの保健所の薬事担当に就いたとしても通用できるように、とした最高の配慮であった。C保健所の規模は大きく、薬事担当班ひとつを3名で構成していたが、小さな保健所では、生活環境担当課の業務範囲の広い中に薬事関係が含まれているところもあり、その場合は全てを理解していないと業務に支障を来す。つまりは都道府県民に迷惑をかけてしまう……ということに繋がるからであった。

　確かに、「あなたは、この法律の業務を担当してください」と指示を受けて、その内容に従っていけば、後に他の業務は知らない、ということになってしまう。担当しない部分を独学等で勉強できれば問題はないだろうが、当てはめられると、とかく、その部分だけ、となってしまうことで、専念はできるものの、視野は狭くなる。
　薬事を担当する班はとにかく業務範囲が広い。所管法令も多く、業務内容に多い・少ないの偏りがあるものの、全てを掌握しておかなければならない。このことは、後から詳しく説明する。

　では、薬事の担当班で所管する法律は、どれくらいあるのか？

①薬事法（⇒医薬品、医療機器等の品質、有効性及び安全性の確保等に関する法律）

②麻薬及び向精神薬取締法

③毒物及び劇物取締法

④覚醒剤取締法

⑤あへん法

⑥大麻取締法

⑦薬剤師法

⑧温泉法

⑨有害物質を含有する家庭用品の規制に関する法律

⑩採血及び供血あっせん業取締法

等が挙げられるが、実質①②③の法令の業務が中心となっていた。

①では、開局の薬局、医薬品販売業、医薬品等製造業者の許認可事務に関すること、各業者への監視指導の他、薬剤師会等業界の育成、医薬品の適正使用等普及啓発事業にも携わる。

②では、病院や医院等医療機関における麻薬施用や管理に関する医療監視業務。

③では、毒物や劇物の製造業者と販売業者における業務上の取り扱いや登録、保管管理に関する業務の監視に携わった。

当時、①の法律は「薬事法」という漢字3文字のスッキリ名称だったが、平成25年の法改正により、平成26年から記載のとおり、法名称が改められた。

現在、薬局や医薬品販売業者の許可の有効期間は6年であり、更新手続きは6年に一度となるが、筆者がこの業務に携わっていた時の有効期間は半分の3年であった。

同様に毒物劇物の販売業者の登録も3年更新が6年に変わるなど、規制緩和の一環とすれば業者にとっては、楽になったものの、うっかり失念してしまうケースも増えてきたのではないだろうか。

　薬局や医薬品販売業者は 4 市 2 町で200軒弱、更新の手続きをうっかり忘れようものならば、更新失期となり、継続して業務を行うためには、新規許可を取り直さなければならなくなることから、業者としては、自分の商売上、まず忘れることはないと踏んでいたが、意外と失念されるケースが多かったように思えた。

　ともあれ、前任者が年度ごと、各月単位で業者の更新期限の日を整理した表を作成されていたことで、対象業者のうち、更新期間の 1 週間前までに更新の手続きが行われなかったところには、もれなく、電話連絡をして手続きを促していたのだった。

　更新に伴う設備の現場確認等を行い、更新に支障がないかどうかを確認して、更新する許可証を作成し、手交する流れとなる。

　新規の薬局の許可に際しては、国が定めている「薬局等構造設備規則」に基づき、施設の面積や明るさ、備え付けなければならない器具器械が規定され、当該規則の基準に適合することが求められる。

　その他、現在は既に廃止等見直されているが、当時は、各自治体で取り決めがバラバラであった、地域に応じた調剤室の清浄度を保つための管理基準が定められていた。

　当自治体では、薬局の全体の間取り図面から、調剤室が通路となるような構造となっていないかどうかを確認していた。例えば、倉庫が調剤室と隣接して、調剤室の中にしか倉庫の扉がないような場合には、構造を見直すように指導していた。

　多くの新規申請者は、建設前、事前の段階で、構造等の相談で来所されるので問題はないが、稀に建設した後に申請書を持参される方があり、ダメな場合には見直す、作り変えるように指示をすることになるため、非常にやりにくかった。

　それでも、直せ、作り変えろ、とは言えず口調だけはマイルドにして指導を行うのであった。

　ただ、これは、鬼でも意地悪でも何でもなく、指導の背後にいる都道府県民に対して、「支障を来したり、迷惑を生じさせたりしないか」にかかっており、指導が杓子定規になったとしても、業者に管理基準を守

らせることが、都道府県民を守ることに繋がっていくという、公務員の
超基本的な姿勢に他ならない。

「清潔ではない薬局で調剤をさせてしまっては、都道府県民に対する安
全の確保が図れない」という精神で臨む。

　小さな温情や変な義理人情に押し流されて、的確に行わなければなら
ないはずの指導がブレてしまったら、変な前例を作ってしまうことにも
なり、仮に、おかしなことを流してしまって、その場はかわせたとして
も、後の後輩職員に対し、多大なる迷惑をかけてしまうことにもなる。

「あの時、Ａさんには良いといわれた……なぜ、今回はダメなのか？
……」みたいな？

　筆者が尻ぬぐい的な対応をしたことは、何度もあり、おそらく、後に
も、筆者を含めた指導の誤りにより、迷惑を被る後輩が発生した可能性
があったかもしれない。

　程度にもよるだろうが、行政の指導が間違っていたために事業者側に
多大な不利益を被らせてしまったような場合には、裁判にも繋がる可能
性もあり、担当者の責任が問われることもあるなど、対応の一つ一つと
ておろそかにはできないプレッシャーもある。

　決して担当個人が重い責任を背負わされることがないように、迷う場
合には安易な回答は行わない。先にも触れたが、行政の回答や指導は、
全て根拠が大切となる。

　根拠となる法律や通知を再度確認して、回答や指導を行っていくこと
が鉄則なのである。

　その他では、薬局等で開設者が代わる場合、個人から法人になる場
合、移転する場合、建屋を新築する場合、これらは皆、「新規」の申請
で取り扱う必要がある。単純な「変更届」とはならないということを時
間をかけて解説を受けたのだった。

　このような相談事例があった場合には、必ず上司の横にくっついて、
対応をメモして、あとから「薬事法」の条文と当自治体独自で作成して

24

いた薬務担当課所掌の「許認可等事務処理要領」を首っ引きで確認したものだった。

麻薬及び向精神薬取締法関係について

　平成２年は、麻薬の法律が見直され、従来の「麻薬取締法」が②の「麻薬及び向精神薬取締法」に変わった年であった。

　精神作用を来す「向精神薬」、例えば、精神安定剤、抗うつ剤、睡眠導入剤等の習慣性の強い薬物を麻薬と横並びで法規制をかけ、医療従事者の取り扱い管理が強化されたのだった。

　麻薬を取り扱うところは、主に病院や医院が中心で、医療監視時に麻薬帳簿に記載された出納状況と現在の保管数が、堅固で固定された鍵のかかる麻薬保管庫内にある各麻薬の在庫数について、帳簿にある数と過不足なく一致していることを確認していた。もし、違っていた場合は事故紛失の他、不正使用、事件へと発展するおそれもあり、非常に緊張して対応したものだった。

　麻薬は廃棄するにも保健所に廃棄申請の提出を促し、許可が下りて、薬事監視員が出向いて主に「放流」等の処理を手掛け、施設の麻薬帳簿に記載し、記録をしっかり残すなど、極めて厳格な対応が普遍的に求められている。

　さて、薬局としての麻薬の取り扱いとして、癌の在宅療養等、当時、画期的な経口薬としてモルヒネの徐放性製剤「MSコンチン」が使用され、取り扱う薬局では、麻薬小売業者免許を取得して、麻薬処方せんを応需していたが、まだ、数えるほどしか対応していなかったと思う。

　しかし、麻薬はなくても、向精神薬は院外処方せんを受ける殆どの薬局で取り扱っていた。

また、病院や医院においては、取り扱わないところは、ほぼなかったように覚えている。

ただ、麻薬の管理と大きく違うところは、向精神薬では薬剤一つ一つについて特段出納の記録は要求されない。第1種、第2種、第3種と分類され、作用が強いとされる第1種と第2種についての譲受譲渡等必要事項の記録を残すように管理が求められた。

その必要事項は、納品伝票に網羅されており、伝票保存で記録がカバーできたのだった。

さらに、鍵の管理は、保管庫への鍵ではなく、部屋や施設に鍵がかかればOKとされたこと、廃棄では「向精神薬」であることを第三者が判別できないように処分されればOKとされるなど、「麻薬」と比較して、取り扱いが厳格といえるような管理ではなかった。

あくまでも「麻薬」と比較しての話であるが、これらの話は、薬剤師会の会合等で、二人の上司から「説明の場」に慣れるようにと指示を受け、当時、4つあった地域薬剤師会の全てで、機会があるごとに筆者が周知のための説明を任されたのだった。

大勢の前で話すこと、関係者に伝達・周知させること、これらは、行政に携わるかぎりは、基本的な対応として、避けられない。プレゼンテーションはやはり大切なようである。

……そういえば、筆者には、関係者への伝達講習に関して、「ダメ。ゼッタイ。薬物乱用」の講話で情けない「黒歴史」がある。後ほど、恥を忍んで紹介する。

薬物乱用防止に関する啓発活動

都道府県自治体では、薬事行政において、「医薬品等の適正使用」をスローガンに様々な啓発事業を展開している。その波及的な見方もでき

るが、恐ろしい広域暴力団が資金を集めるための犯罪が蔓延っている。一般人が利用される怖い罠、習慣性の強い「覚醒剤や大麻、ヘロイン」を甘い言葉で誘って使用させるように引き込む。

　家庭の主婦には、「家事の疲れがとれる、旦那へのイライラや不満が解消される……」。企業戦士サラリーマン、大学生や受験生には、「仕事の疲れがとれる。勉強のストレス解消、気持ちが楽になる、爽快な気分になる……」。

　あの手この手で誘惑して、好奇心を持たせて1回でも使用させれば、それでOKなのである。手を出したら、気分が落ち込んでいればいるほど爽快感もより高まる。知ってしまったからには、また、その良い感覚を求めたくなる。

　薬学生ならばお分かりだと思うが、神経伝達物質を人為的に投与すれば、興奮する、体は高揚し、脳感覚としては「疲れがとれた」ようにと錯覚させることができる。

　これは、覚醒剤の典型である。戦後の日本では、なんと、疲労がポンととれる薬「ヒロポン」という商品名で販売もされていたということで、歴史を紐解けば恐ろしい限りであるが、この偏った習慣性、使用後の禁断症状の悲惨さをも含め、当然社会問題となり、現在の「覚醒剤取締法」が制定されるに至ったわけである。

　広域暴力団としては、「一般人が勝手に我々を利用した、誘いに乗る方が悪い」という感覚でしかなく、薬物利用者は1回が2回、2回が3回……「また、あの薬をください」と求めてくることに応じるだけとなる。しかし、これらの方々は利用者の足元を見て、回が増えるにつれて、薬物の値段は、言い値でどんどん高い額を要求していくのである。

　昨今の魔の手は……主婦には背格好がよい若いイケメン男子が、企業戦士には美人女性が、ハニートラップとなって暗躍しているようである。

ということが全てではないが、麻薬・覚せい剤乱用防止センターか警察だったか、優しそうな美人女性が悪役となって、企業戦士を罠にはめるシナリオで啓発用の寸劇が作られていたことを聞いた。

　非常に説得力のある啓発寸劇らしく、筆者としても一度は見てみたいものである。

　さて、これらの犯罪体系は、日本ばかりではなく、アメリカでもヨーロッパでも、世界各国で問題となっており、薬物乱用の魔の手は共通なようである。

　そこで、毎年6月26日を「国際麻薬乱用撲滅デー[※]」と定め、「薬物乱用。ダメ。ゼッタイ。」普及啓発活動が各国で展開されているのである。

[※]「6・26国際麻薬乱用撲滅デー」：昭和62年（1987年）に開催された「国際麻薬会議」の終了日の6月26日を「国際麻薬乱用撲滅デー」とし、各国がこの宣言の趣旨を普及する日と定めた。また、平成10年（1998年）の国連麻薬特別総会においては、「薬物乱用防止のための指導指針に関する宣言」（国連薬物乱用根絶宣言）が決議された。
＊公益財団法人麻薬・覚せい剤乱用防止センターのホームページから抜粋
（https://dapc.or.jp/torikumi/01_spreading.html）

　毎年6月の下旬頃、「社会を明るくする運動」等と共同で「薬物乱用防止対策」の地域団体がキャンペーンを繰り広げ、国連支援募金活動をしているのを見かけたことがあるのではないだろうか。

　これらは、自治体の薬務担当課と保健所、市町村、地域の社会福祉協議会やボランティア団体が一緒になって、保健所の薬事監視員（行政薬剤師等）が音頭を取って実施しているものである。

　そして、薬事監視員の普及啓発の場として、地域の小、中、高等学校、専修学校や大学、各団体に出向いて、薬物の不適正使用について解説する「ダメ。ゼッタイ。」教室を行っている。

　令和の現代では、殆ど無くなったが、未成年の有職者や高校生、中学生にシンナーを勧める輩がいた。当時の啓発資材によると、シンナー使用が、後に覚醒剤やヘロイン使用への入り口になっている旨も解説されていた。

　シンナーを吸えば、直接脳へ回り、中枢神経への刺激、酩酊状態を生み、この感覚を「気持ちのよい感覚」と勘違いして、脳の神経線維をどんどん破壊していき、やがては廃人になるわけだが、これらは、とにもかくにも「ダメ。ゼッタイ。」である。

　当時の教材は、オーバーヘッドプロジェクターのスライドが主流であった。当自治体では、シャーレに人形を模った発泡スチロールを入れて、投影したところにシンナーを流し込む。脳の神経細胞は脂質でできているので、この発泡スチロールと同じような素材と説明し、シンナーに浸かった人形はみるみる溶けていくわけである。

　人形……「これが君たちの脳だったとしたら？」という手法で、参加者に説明していく。

　この説明にはそれなりの説得力があり、特に小学生には強烈な印象を残すようであった。

　シンナーは有機溶剤として油を溶かす、金属に付着した不要な有機物をきれいに溶かし取り除く。麻薬は癌の疼痛を抑える代表薬として使用されている。それらは、目的に応じて使用されるものであるが、それ以外の使用は不適正使用となる。

　薬事監視員は、「薬物は適正に使用してナンボのもの」であることを、薬物乱用が無くならない限り、普遍的に解説していかなければならない宿命にある。

　さて、先に述べた筆者の黒歴史とは、地域の社会福祉協議会の学習会で「ダメ。ゼッタイ。」に関して説明をしてほしいと依頼され、当時、班長も班の上司も他で予定があり、筆者に任されたものだった。

　筆者がC保健所に赴任してまだ、２カ月が経過した程度だったと思

う。

　ある程度の話は聞いており、少人数の集まりで対話的な会で時間も短いものと聞いていた（つもりだった）が、行ってみると、会場がやたら広く、優に100名以上の参加者が座っていた。講義用の檀があり、講師は筆者だけではなく、複合的に盛大に行われている学習会だったようである。

　言われていた時間までに会場に入ったものの、ややギリギリで、「さー、次の講師の方、御講演よろしくお願いします」と会場内の講師席へと通されたのだった。

　黒歴史はこれから……。「アレー、唖然ー、『ダメ。ゼッタイ。』教室のような準備も何もしてないー、こりゃーダメだー」
　別に泣いたりはしなかったが、特段の準備をしていないことを詫びたあと、「とにかく、大切なこと、絶対に伝えなければならないことは、薬物乱用の誘惑は、とにもかくにも、1回だけ、その1回だけでも、とにかく、乗ってはダメ。ゼッタイ。です。誘われても断る勇気、1回たりともゼッタイに乗ってはいけない。それだけです。以上」

　声も上ずってしまい、「薬物乱用は1回でもダメ」を強調するのみで、檀上から足早に降りた、というものだった。
　司会者には、ひとまず取り繕っていただき、次の話に進行したものの、行政薬剤師、薬事監視員たる者、やはり、いつでも準備ができていなければ、「ダメ。ゼッタイ。」であった。
　確か後日、上司が協議会に謝りに行った、と記憶している。あー、恥ずかしかった。

　薬物乱用防止の「ダメ。ゼッタイ。」教室は行政薬剤師（薬事監視員）のほか、地域の警察署職員や学校薬剤師が行っている。当自治体では、コロナ禍で途絶えたが、教育委員会の協力を得ながら、常に小中高での

実施率100％を目指して実施しているところである。

不正けしとの闘い

　毎年、5月、6月は不正大麻・けし取締月間である。当自治体では、「不正けし」の自生が多く、薬事監視や温泉調査等、公用車で管内を回る際に、（助手席は特に）目を凝らして、植えてはならないとする「けし」の花が自生してないかどうかを、確認したものだった。

　地球温暖化が関係してきているのか、「不正けし」の咲く時期は、5月、6月というよりも、4月中旬から下旬、GW（ゴールデンウィーク）前が全盛時期となっていた。

　大学時代、生薬鑑定や植物の鑑定は得意ではなかった筆者であったが、「不正な、植えてはいけないけし」か「植えても大丈夫なけし」かは、非常に簡単に判別できた。

　植えても大丈夫な「ひなげし」は、別名でポピーとも言われ、背丈は低く、花も小さく、弱々しくかわいい雰囲気、茎や葉がうぶ毛で覆われている。
　反対に、不正けしは、背丈は比較的高く、たくましい雰囲気、茎や葉のうぶ毛は極めて少なく、殆どツルツルで、葉っぱは外側がギザギザ状で広がっている様相、特徴的なのは、葉の基部が茎を抱き込むように付いているところである。

　先に記した期間、4月の中旬以降、保健所の公用車で目的地に赴き、何軒かの薬局監視等を終えて、保健所に戻る途中に、不正けしを発見することが多かった。

　「あー、『けし』だー、車止めてー」と上司が運転中の筆者に話しかけ

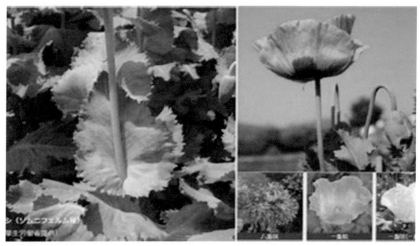

百聞は一見に如かず、多くの自治体がネットで公表している厚生労働省提供の写真を掲載

る。

　公用車の助手席からの景色、ボーッとしていたら、絶対に見過ごしてしまうような場所に咲いているけしを見つけた様子……正にプロである。

　野菜の畑かな？　5ｍ×3ｍ程度の大きさの家庭菜園なのかな？土は耕されて、こんもりと柔らかそうな様子、収穫前の野菜から数十cm離れたところから数カ所に、「不正けし」が数株、背丈は1ｍ前後で、見事な八重咲きのものも見受けられる。

　筆者は上司に、簡単に、かつ単純に「これ、抜きますよー」と言いつつ、手を動かそうとしたところ、上司は、「待て待て、さわっちゃいかん！」とやや、厳しい口調で筆者の行動を制した。

　いわゆる、「植えてはいけないけし」でも、「人様の所有物」には、勝手に触れてはいけない。

　現在、筆者の立場では社会人として当然のことでも、行政新米、目の前のことしか見えない当時の筆者は、まだまだ常識が分かっていなかった。

「抜く、抜去するには、所有者の承諾がいる。さらには、おそらくは、知らずに植えているだろうから、『植えてはいけないけし』であることを所有者に伝えて、所有権を放棄してもらう必要があるので、簡単にはいかない」
　と、筆者が上司から指導を受けていた時、畑の所有者が現れたのだった。

「あなた方、人の畑で何してるの？」と割と高齢の女性が怖い顔をしながら近づいてきた。

「すみません、○○保健所の薬事監視員▲▲と申します」と上司の出番……筆者はただ、状況を観戦しているのみとなった。

「あー、保健所の方？　何かあったのですか？」
「実は、車から植えてはいけない、けしの花を見かけまして、この花は、お宅のですか？」
「はい……」
「この花のことは、ご存知ですか？」
「いえ、よく知りませんが、昨日今日、花が咲いて、すごくきれいなので、家の花壇に植え替えようと思っていたところで、……何かあるんでしょうか？」
「あー、知らなくて……、ですね？　きれいですからねー、ホント、見事な八重咲きですが……これは……、実は、麻薬の元になる花です。知ってて植えていたら罰せられるものです」
「えーっ？！！！」はじめの怖い顔が、みるみる泣きそうな顔に変わっていった。

「花に罪はないのですが、どうしますか、これ？」

「あー、もう、全部抜いちゃってください！」

「一応、これは、まだ、あなた様の所有物、となりますので、この花について『所有権放棄書』を作成してください」

　上司は、畑の所有者に対し、既に代々引き継がれて複写された所定の用紙とボールペンを差し出し、

「住所と氏名と生年月日を書いていただき、『けし（　　　）株について所有権を放棄します』と、この書面での提出をお願いします」

「はい、わかりました」

　と畑の所有者は、即、書面に記入し、所有権放棄書は作成され、上司の手に渡った。

　そこで初めて、上司が「けしの花、（当時確か）８株、抜去します」と所有者の見ている前で「●●（筆者）さん、抜いて！」と指示が下り、筆者は、畑に生えていた８本の八重咲きの混ざった「植えてはいけないけし」を抜き、大きなポリ袋に、折り畳みながら集め入れたのだった。

　抜き終わったところで、畑の所有者から、「〇〇さんの畑でも、この花があったよ」と話を受けた。上司と筆者は、即、この所有者の紹介を元に〇〇さん宅に出向き、〇〇さんにも同様に説明し、同様の対応を行い、十数株を抜去したのだった。

　筆者は、生えていたら即抜いて終わり、とはならないことをしっかりと体得したのであった。

　けしの抜去は意外と時間を取られる作業となる。

　道端やあぜに自生している場合、その周辺には、わずか１〜２cm程度で芽が出ている、「不正けし」の小さな株が、いくつもいくつも見受けられるのである。

　小さくても葉の外側がギザギザ状で茎を巻くように生えており、まさに特徴そのままで生えてきているのであった。

　筆者（薬事監視員）は、目を皿のようにし、這いつくばって確認し、根こそぎ抜去していく。

　しっかりと抜去しておかなければ、また次年度にも大量に芽を出してくることが予想されるので、業務としては手を抜けず、必死となる。

　国道や都道府県道沿いのエリアで範囲が相当広いようなこともある。その場合には、手の空いている他の保健所職員を含め、大勢で出向いて抜去作業を行うことも経験上、多々あった。

　不正けしの撲滅作業は、毎年、前年度、前々年度に自生していた場所には必ず出向くように実施し、継続して自生していないか、を確認してきている。

　平成一桁の筆者の携わる時代から既に30年近くは経過しているが、「不正けし」が自生する限りは、この作業は永遠に継続していくことになり、なくなることはないであろう。

　筆者の経験則から、畑など、肥料が撒かれた、いわゆる肥えた土地となる場所に種が飛んで自生したような場合は、非常によく育ち、背丈も大きく、花も立派につけるが、道端やあぜに咲くような場合は、畑のものと比べやや小さく、咲いている期間も短い傾向にあるようだった（筆者としては、「他人の褌で相撲をとる花」と呼んでいる）。

　大学で農業化学を専攻した衛生監視員とけし抜去に出かけた時に、興味深い体験ができた。

　JRの線路沿いに種が飛んで、自生している例に遭遇したとき、「どこか近くに『元』となるけしが咲いているのでは？」と持ち掛けられた。

　筆者は「線路の近くの民家で咲いていたものは……昨年度に抜去している記録があるが、その場所なんじゃないのか？」

「いや、去年抜去しているならば、線路まで飛び及ばないだろうし、こんなに何十株も自生してこないと思う」
「んー、じゃー周辺の家、当たってみようかー」

　国道沿いの民家が5〜6軒並んでいる。
　国道があって、歩道があって、民家の玄関があって、民家の裏庭があって、裏庭の奥に垣根があって、垣根の外はあぜで、JRの線路に至っている。

　民家を数軒訪問しているうちに、とあるお宅で、「保健所の●●です。裏のJRの線路内に『植えてはいけないけし』が咲いていて、JRの了解のもと、先ほど抜去しましたが、周辺のご家庭で、咲いているような、自生しているようなケースがないか、確認しています」と声をかけた。

　筆者が厚労省のパンフレットを示して、民家の住民に説明すると……、「あー、この花、裏の花壇にいっぱい咲いてますよー」と発言を受け、確認したら、6株程、立派に、見事に、一つは八重咲きとなって咲いていた。
　その後は、同様に説得し、所有権放棄、抜去OKとなり作業を行ったのであった。
　この民家の住民から、「この花は、近隣自治会の○○町に住む友達の◇◇さんから、きれいだからーってもらったんですよー」との話を受けた。

　当然ながら、その足で早速、○○町の◇◇さんのお宅に出向いたところ……そこでも……「おー、あった、あった」、後生大事に何十もの鉢植えが並べられ、立派に咲いている「不正けし」が目に入ってきた。あーあー、広い庭には、やはり、自生している「不正けし」がおびただしく、大量に見受けられたのだった。

　◇◇さんも在宅だったので、直接、お話を伺うことができ、生えていたものは全て、抜去し、保健所に持ち帰り、この数日間で抜去したものをまとめて清掃工場に持参し、焼却処分を依頼した。

　◇◇さんからは、「このけしの花の元は、2年前、いや3年前だったか、管轄外の野菜の行商のおばあちゃんから『きれいだよー』と言われ、分けてもらった」ということだった。
　とりあえず管轄外の保健所に情報提供はしたものの、それ以上は辿れなかったようであった。

　当自治体では、このように、けしの花に振り回される対応を行ってきているが、広い日本の都道府県、地域によっては、大麻が大量に自生しているところもあり、春先から初夏にかけては、当該作業や対応に追われるらしく、全国一律に手を焼いている様相となっている。
　なお、当自治体では、幸いなことに、これまでに大麻の自生は確認されていない。

　麻薬の元となる、「不正けし」。
「不正けし」の花の「けし坊主」から、かくいう麻薬の成分であるモルヒネが採取される。
　筆者は過去、業務研修で塩酸モルヒネを製造している製薬会社で、国からけし栽培の許可を受け、厳重に管理されているけし畑を訪問したことがある。
　これまでの民家の畑に種が飛んで自生した八重咲きとなるような「不正けし」の「けし坊主」は直径が2cm程度でかなり大きなもの、と思っていたが、正式に栽培されたけしの花の「けし坊主」は、優に3cm以上はあり、肥沃な土地では、相当大きく、立派に育つということを目の当たりにしたものであった。

　薬事監視員にとっては、新たに「不正けし」や「大麻」の自生場所が

見つかった場合、ひたすら抜去作業の実施に向けて、行動あるのみ。

　この春の後半から初夏の炎天下の紫外線は非常に強く、日焼け止めを常にポケットに入れておくことが必須となっていた。……次の春からは、筆者はもう出向くことはない。寂しいような寂しくないような……時代は移り変わってゆく。

温泉の対応について

　所管法令が非常に多い薬事担当者、「縦割り行政」とも言われるゆえん、とでも言うべきなのか、責任をもって業務を遂行していくためには、どうしても縦割り管理としていかざるを得ない、担当の持つ法令のテリトリーの広さを、この先さらに、思い知らされるようになるのである。

　所管法令の中でも、相談や対象事例の多い法令と、比較的取り扱い事例の少ない法令が存在している。が、頻度が少なければ無視してもOK、とはならず、むしろ滅多に取り扱われない法令で相談を受けた場合、当然ながら、プレッシャーも大きくなるのである。代表的なものは、⑧の温泉法であった。

　都道府県には「温泉法」を所管する課がある。本自治体では、古くから薬務担当課が対応してきていた。理由の詳細を確認したことはないが、温泉には、浴用と飲用とがあって、それぞれの温泉で公に利用できるところには、（薬のような）「効能や効果」が記され、万人が確認できるように掲示されている。

　この「効能や効果」の管理を司るところが所管すべき課（となってしまったのでは？）と教えられた記憶が残っている。

　平成一桁のはじめ、このころはバブルの全盛、弾ける手前であり、地主の方々は、己の土地に付加価値を付けたいのか、少なからず「温泉を新たに掘削したい」と相談してくる者が多かった気がする（令和の時代では、殆ど相談は、無いようである）。

　あまり、「温泉法」については、詳細を語れるほど身についてはいないが、監視員の立場として、温泉は「地球規模の資源」であって、「守るべきもの」、「自然保護」の観点が強く、新規の相談者に対しては、「掘るな、さわるな、いじくるな」を基調として指導をしてきている。

　温泉法に基づき、新たな掘削や、湯量を増やす目的の増掘やポンプ等動力装置の新たな設置については、全て、保健所（経由で都道府県知事）への「許可申請」が必要となる。その上さらに、「他の既存泉源に影響を及ぼすもの」として、学識経験者等を立てて、自治体本庁舎内で「温泉審議会」なるものを開催し、「自然保護」の観点から、申請にある掘削や増掘、動力装置の設置を認めてもよいかどうかを審議し、「特段支障がない、他の近隣の泉源等に影響はない」と判断されて、初めて申請者に対し許可となる。
　許可となれば、「掘削」等の指令書を発行し、申請者に手交し、これらの申請手続きとしての対応がひと段落。その後工事に着手し、完了すれば「工事完了届」の提出を受け、これで初めて完遂となる。

　また、さらに、掘削者等、その行為者本人に限って、自分たちの家庭内のみで当該温泉を利用する場合は、自然保護の観点からの影響は少ないものと判断されるが、多くの場合が「温泉旅館」や他者に利用させる営利目的で利用することが中心となるため、その場合には、形状が違う湯舟、浴槽ごとに「温泉利用許可申請」を提出しなければならないこと、利用場所すべてに当該温泉の効能効果を掲示する必要があり、内容を記した「掲示内容届」を提出しなければならないこと、などなどの対処をしなければならない、とても簡易なものではない手続きが待っているのである。

　自治体本庁の薬務担当課には、昭和時代からの泉源ごとの紙台帳ファイルが保存されており、泉源の確認できる温泉については、各保健所で年2回、外気温の影響する夏と冬に湯量（揚湯量）と温度の調査を行

い、泉質が変わっていないか、勝手に増掘していないか、動力装置をパワーアップさせていないか等に注意し、薬事監査員の立場で、泉源調査を欠かさず、継続して行ってきている。

献血の普及啓発

　これは所管法律の⑩採血及び供血あっせん業取締法が基となる法律である。

　この法律が制定されるまでの経緯等は、決して一筋縄ではいかず、別で流布されている情報や資料で是非とも御確認いただきたい。

　この法律の制定前は、個人単位で、自分の血液を売ることが可能だった。いわゆる「売血」である。体力さえあれば、自分の血液を売ってお金をもらえる、という時代があったのだ。

　現代では考えられない。薬学生でなくても、殆どの者が、人の血液を介して感染する病が計り知れず存在していることは知られており、この、売血からの血液製剤の製造は危険極まりない、ということは誰でも想像が付くものと思う。

　安全な血液製剤を患者に提供できるように、善意の「献血」の思想の下に、各都道府県の自治体本庁は薬務担当課が、保健所では薬事監視員が中心となって、献血の普及啓発活動を行っている。

　日本全国、各都道府県に一つ以上、「献血」を実施する核となる赤十字血液センターがある。

　本庁の薬務担当課は、この血液センターとの二人三脚で献血の施策を実施している。

　16歳以上の全国民を対象に善意で集められた献血による血液から、北海道、東北、関東甲信越、東海北陸、近畿、中四国、九州とブロック単位で血液製剤が作られている。

　ひと昔前までは、都道府県単位で血液製剤を製造していたが、製剤の種類が増えてきたことなど、効率を考えてブロック単位での製造へと推移していったものと聞いている。

　需要と供給のバランスが難しい。血液製剤は長期間の保存ができるものではない。「なまもの」と思っていただければ理解しやすいと思う。
　血液製剤を使用して継続治療を要する患者、交通事故等で緊急に輸血が必要とされる患者などのために、常に、地域毎に、いかなる時でも絶えず、血液製剤を供給、提供できるように準備をしておく必要がある。

　必要となる血液製剤を賄えるように、各都道府県では、市町単位でどのくらいの献血協力者が必要になるのか、年度ごとに、その計画を立てて、献血事業を行うのである。

　統計的に、各都道府県での人口と、実際に使用された血液製剤の量から、単純に各自治体の市町の人口割りで次年度の当該地域において、必要となる献血協力者の数を割り出して計画が立てられる。あくまでも目安に過ぎないが、その協力者の目標数を年間で達成できるように、血液センター側は、日々、各市町に「けんけつちゃん」でもお馴染みの献血バスを出動させ、一人でも多くの献血協力者を求めて、予定している献血会場に向かうのである。

　都道府県も市町も行政としての役割は、献血協力者を一人でも増やしていく、「献血思想」の効率的な普及啓発活動を計画、実践、実施していくことである。

　「アメと鞭」？　ではないものの、普及啓発にはグッズがつきもので「けんけつちゃん」をあしらった小物、各都道府県で、サンリオさんのキティちゃんのように、御当地のけんけつちゃんを活用したグッズを作成して、若年層の協力者に献血をアピールできるように献血協力者に配

るなど行ってきている。

（「けんけつちゃん」は著作権の関係で掲載できませんので、血液センターのHP等で確認してください）

特に年２回、真夏と真冬、献血協力者が少なくなる時期に、協力者を増やす底上げの事業として「献血キャンペーン」を実施している。

筆者が若いころは、普及啓発用の動物の着ぐるみを着て、踊りながらプラカードを持ち、「献血への御協力をお願いしまーす」と献血会場を動き回って呼びかけたものだった。

ただ、献血に協力しようと思っても、過去に事故等で一度でも輸血を受けられた方は、申し訳ないが献血はできない。薬事監視員たるもの、性別を問わず、元気で体重が50kg以上ある方であるならば、しっかりと自らも「（400mL）献血」に参戦され、普及啓発につながるように貢献していただきたい。事業を進める上で、説得力も高められ、業務のモチベーションも上がるところである。

ちなみに筆者の献血回数は、令和５年１月現在で81回である。献血に協力できる体に生んでくれた両親に感謝したい。

毒物劇物の業務上取扱者への指導について

③の毒物及び劇物取締法に関する業務について、販売業を取り上げて、解説する。毒物劇物の販売業者は、薬局や医薬品の店舗販売業者のように「許可」制ではなく、「登録」制度となっており、現物を取り扱って販売する場合と現物を直接取り扱わない、いわゆる「帳合」で販売する場合とで、異なってくる。

毒物劇物の現物を直接取り扱って、販売場所で保管して、顧客に手交、販売する場合には、取扱責任者の設置、他の物と区別して鍵のかかる保管場所を設ける必要があり、厳しい管理や制約がかかってくる。

帳合での販売とは、実際に顧客から注文を受ける販売事業所に毒物劇

物を保管しておらず、注文を受けた場合には、実際に取り扱っている事業所等に発注連絡し、連絡先の事業所から直接顧客に届けられる、とする販売の形態である。

　その場合は、取扱責任者を設置することもなく、鍵のかかる保管場所を備えなくてもよい状態で販売登録が受けられるものとなる。

　再度言えば、販売業でも製造業でも、または業務上で取り扱う者でも、毒物劇物の現物を直接取り扱う立場ならば、製造・販売・使用に際し、管理や制約が直にかかってくるものと思っていただきたい。

　身近にある薬局や雑貨店等で毒物劇物を販売する例として、現在ではあまり見かけられなくなったものの、過去には、主婦層の会合等で「実践！　石鹸づくり」を取り上げて、水酸化ナトリウムを販売した例、トイレ掃除用で塩酸を販売した例、ホームセンター等で農薬を販売したような例があった。

　時代の流れで、最近は話のネタにもならなくなった石鹸づくりの余興や、また、汲み取り式から水洗便所が主流となったため、塩酸のような強酸を使うような掃除は殆ど行うこともなくなった。また、農薬や除草剤等では毒物劇物に該当しない成分や、原体は毒劇物でも濃度を極めて薄くし、法律上で毒物劇物に該当しないものを含ませて、毒劇法の規制のかからない商品が製品化されていることなど、販売業者の登録は年々少なくなってきていると思われる。

　特に薬局では取り扱うほどの販売需要がなくなってきており、「毒物劇物一般販売業」の登録更新を行わない、廃止届を提出してくるところも多々出てきている。

　そのため古〜い、少なくとも30年以上売れなかったと思われる塩酸や水酸化ナトリウム……処分したいけれど、どうしたらいいのか等の相談を受けたこともあった。

　実際に返品するにも、既に製造会社は存在していない。また、製造業

者が仮に存在していたとしても、製造業者が引き取らなければならないような義務はなく、引き取ってもらえない場合が多いと思う。

　では、この不要物、どうしようか―、まさか、そのまま洗面所に流すわけにもいかない。

　不要物➡廃棄物➡家庭のごみではなく、商売上のもの➡「産業廃棄物」となる。

（家庭のごみは、住居市町の自治体が主体となって処理し、各住民は分別して指定の曜日に所定の場所に出し、清掃車が処分場や処分施設に運んで、「一般廃棄物」として処理されるシステムとなっているが、薬局で売れ残って不要となった商品を処分する場合は全く違う）

　売れ残って不要となった毒物劇物は、紛れもなく「産業廃棄物」である。

　産業廃棄物は、事業活動で生じた廃棄物であって、他者に処分を任せる場合には、都道府県の許可を受けた処分業者でなければ、処分させることも運ばせることもできない。

　さらには、産業廃棄物は「排出者責任」が大きく、自らが適正に処理をするか、自らが処理できない場合には許可を取得している処分業者と委託契約を結んで、適正に処分してもらうようにさせるか、のどちらかとなる。

　自分で適正に処理する場合、仮に塩酸と水酸化ナトリウムの二つがそろっていれば、１当量ずつ混ぜると強酸強塩基の中和処理が可能で、処理が終了すれば塩と水になるので、いくらでも放流可能となる。

　しかし、片方のみであれば、強酸または強塩基となる。処分業者に処理を依頼するならば、特別管理産業廃棄物処理業者で「強酸・強塩基」の処分許可や運搬の許可を受けている業者に処分を委託して対応してもらうことになる。処分費用も安価ではないと聞いており、排出者が自ら

の責任で「適正な処分」が行うのであれば、理系の強みで、助言が可能となる余地もあるので、行政薬剤師としての無機・有機化学の知識の引き出しを常に豊富に携えておくことが望ましいことは言うまでもない。

　なお、毒物及び劇物取締法第15条の２に毒物及び劇物の「廃棄」についての条文があり、同法施行令第40条に「廃棄の方法」が定められ、中和・加水分解・酸化・還元・稀釈等で毒物劇物に該当しないものにする旨規定されていることもこの機会に紹介しておく。
　（筆者は、もっともっと化学に強ければよかった、もっともっと勉強しておけばよかった、と、いつも後悔している……）

　現物を扱う毒物劇物の販売業者に立入検査を行う場合、必ず確認することとしては、販売等を行った時の管理の「書面」である。
　毒物及び劇物取締法（以下「法」という）第14条に規定されており、「書面」に残しておかなければならない項目は３つ。

- 毒物又は劇物の名称及び数量
- 販売又は授与の年月日
- 譲受人の氏名、職業及び住所（法人にあっては、その名称及び主たる事務所の所在地）

である。
　記載漏れがあれば、行政指導の対象となり、場合によって罰則が適用されれば、３年以下の懲役や200万円以下の罰金に処せられる（法第24条第４項）。
　実際に、懲役や罰金刑となるような事例を体験することはなかったが、上司の話によると、販売した毒物劇物を犯罪（殺人未遂）に使用され、犯人の供述から入手元を辿られた時に販売者がわかり、検察司法に「書面」たる「譲受書」を確認されたところ、全く異なった氏名や住所

が書かれていたことがあったらしい。

　なかなか、免許証なり写真付きの身分証明書を確認するところまで行きつかないと思われるが、些細なことでも我が身を守ることにつながる、相手方の身分等の確認は、おろそかにはできない。

　身分証明書の提示を求めていれば、購入を控え、犯罪が起き得なかったかもしれない。

　毒物劇物を販売する者の責任の重さを改めて学べた上司の話であった。

　相手に「○○をくれ」と言われたら、商品を出している合間に「これ、書いといて」と「譲受書」とペンを渡し、商品を渡して、お金をもらって、相手が帰った後、改めて「譲受書」を見ると、住所が書かれていなかったなど、ヌケがある事例が結構多いことに驚いたものだった。

　行政指導を行う場合には、相手、購入者側の情報を「譲受書」にしっかりと書かせて、その内容を確認したうえで、初めて販売し商品となる毒物劇物を渡すように、と違反となる不備を是正するため説諭してきているところである。

毒物・劇物の漏出事故との闘い

　毒物劇物に関する業務の事件のうち、筆者が絶対に欠かすことができないと考える事例として、高速道路走行中のタンクローリーからの毒物劇物の漏出事故が挙げられる。

　「何かなければ動かない公務員」と揶揄もされるが、このような事故は、過去に全国でも発生事例が無かったものでもあり、得られた教訓から、当自治体では「毒物劇物運搬中の事故処理マニュアル」が作成された。併せて、当時はまだ、ビデオテープの時代であったが、「毒物劇物運搬中の事故」というタイトルで本庁薬務担当課が中心となって、当時

の事故を再現するような防災訓練を開催し、その訓練の状況を基本映像に、事故発生時の注意事項等をナレーションにより、わかりやすく解説、編集した教材 VHS ビデオも作成されたのだった。

　今を去ること30年以上前、平成２年。週休２日として官公庁における勤務で土曜日が休日に移行した年であった。７月某日の金曜日の夕方、16時20分頃、事件としての第一報が筆者の勤務する保健所に入った。消防か道路公団のどちらかの職員からの連絡だったと思われた。
「毒物劇物運搬中の漏洩事故？」上司の復唱の声が所内に響く。
「あーあ、だいたい、事件や事故が起こるのは休みの前日、しかも夕方かー」、職員全員を代弁するかのように、事務次長が聞こえるような声でつぶやいたのだった。

　受電の内容は、

　　　　貴保健所管内の▼▼高速道路上り、○○町の××トンネル手前
　　100ｍ付近で毒表示のタンクローリーが毒劇物を漏出しながら走行
　　していたものを交通機動隊が発見。安全な路肩に停めて現在、消防
　　隊が応急対応中、毒劇物は成人男性の放尿様程度での漏出が今も継
　　続している。
　　荷送人（運搬物の排出事業者）
　　運送業者　　××××
　　運送業者の所在地　　××××
　　運転手　　××××　　　昭和×年×月×日生まれ
　　運搬先　　×××
　　運搬先の所在地　　××××
　　ローリーへの積載品目　　硝酸（40％）
　　　　　　　　　　　　　　フッ酸（弗化水素酸）（5〜6％）
　　　　　　　　　　　　　　酢酸（18％）
　　　　　　　　　　　　　　水（残）　　　　　　全体で7800Ｌ

内容物は、半導体の洗浄、シリコンエッチング用の廃水……。

とのことであった。

　一通りの情報が伝えられ、生活環境の担当課の全職員に緊張が走る。
　毒物劇物の漏洩であり、周囲の環境影響も確認の必要があり、薬事担
当班２名と環境担当班３名の職員が直ちに準備をし、現場に急行する。
電話を受けてから10分以内の出発であった。
　漏出事故の現場に立ち会う保健所の職員は班長と上司、消防や警察か
ら専門的な助言を求められることから経験者の対応が必須となる。筆者
は薬事担当班に座って、まだ４カ月目であり、当然留守番であった。
　留守番はもう一人、出動した二つの班を持つ生活環境担当を統括する
課長が受け持った。

　平成２年……現代では当たり前のように存在する携帯電話が、まだ殆
ど普及していない時代であった。現場の職員からの連絡、現場の消防や
外部機関等からの連絡は、全て保健所の固定電話に入ってくるものを待
つのみ、保健所側からの連絡は一切できない、という状況であった。

　事故現場は管内の保健所からは優に40km以上、乗り入れる高速道路
のICまでも20km以上離れており、高速道路には保健所車両は緊急車
両として封鎖を解いて入り、現場に向かったようであった。現場への到
着までは１時間以上はかかったものと思われる。

　筆者と生活環境担当課長とで、ひたすら連絡を待つ中で、筆者が不安
な中、統括の課長は落ち着いたものだった。
「なーに、漏出したところに消石灰撒いて、中和処理すれば大丈夫
さー、多分大したことないだろう」と大きく構えていた。

　事実、強酸の漏出事故は化学工場等では、少なからず、よくある話で

もあり、対処方法はほぼ同じであった（油漏出には吸着マットを敷く、強酸強塩基の漏出には上から消石灰を撒く）。

　ただ、違っているのは、高速道路上の事故であること、周辺に住民が住んでいること。さらには、まだ少量ながら漏出が続いている、ということだった。

　この後、思っていたような楽観的な予想とは大きく異なり、処理作業が大きく難航するのだった。

　18時23分、生活環境の統括課長が状況確認のため、付近の○○町消防署に架電する。

　現場の状況をまとめて、後ほど連絡を入れるが、現状での住民等対処状況を報告する。

　現状としては、これまでに17:30に事故現場、漏出現場付近の住民、5世帯、16名に避難命令を出している。

　併せて周囲の町道を封鎖、付近への立入禁止命令を発令した。

　なお、高速道路も事故現場を挟んだ××インターチェンジ（IC）と×× IC の間で上下線共に直ちに封鎖された模様、以上。

（※後から上り線は、「混酸が漏れ始めたと思われるところからの範囲を挟んだ IC 間の封鎖」として範囲が広げられていたことを知らされたのだった）

　事故の状況が思った以上に深刻なことがわかり、統括課長と筆者の緊張度が高まっていく。

　18時45分に現状の様子について報告入電（これまでの経緯の詳細を確認）。

- 15:44　第一報の消防への通報は、15:41。連絡者は道路公団パトロールカー運転手。
　　　　上り車線を走行中のタンクローリー車から液漏れを発見し、

直ちに緊急停止命令を掛ける。

- 15:55　消防署のタンク車と指令車が現場に急行し、運送人から中和する手法の指示を受ける。
  - ➡○○町消防署に呼吸器（ガスマスク？）と消石灰200kgの応援要請

- 16:21　消防署職員が現場に到着、同時にとなりの地方自治体の▽▽市消防署に応援要請（保健所への第一報連絡もこの時間に行われた模様）。

- 16:25　作業開始。
  硝酸とフッ酸の混酸廃液の漏出、周辺は鼻を突く悪臭、黄色い煙が発生し、ガスマスクの無い状態では近づけない状態だった。
  事故当事者の運送業者を通じ、当自治体内で硝酸とフッ酸を取り扱っている民間事業所Aに連絡し、消防サイドから処理の応援を17:44に依頼し、▼▼高速道路の◇◇インターチェンジに先ほど、18:43に入って、現在、現場に向かっている旨の連絡を受けている。
  （この応援とは、事故タンクローリーに残っている混酸廃液を移し替えるための応援車両となるタンクローリーを要請したものであった）
  現在、中和作業を進め始めたが、漏出が止まることなく、非常に難航している。

との内容だった。
夏場とはいえ、少しずつ暗くなる時間帯にさしかかっていた。

別の電話回線で18時30分頃、保健所の環境担当班の者から入電。
高速道路の緊急電話からの架電と思われた。

- 高速道路事故現場及び、周辺の側溝にも消石灰が散布されてい

る。

- 付近に湧き水があるも、流水の pH は中性、異常なし。
- 現場は、未だにタンクローリーから混酸廃液が大人の小便程度の量で流出し続けている。
- 辺りには黄色の発煙が立ち込め、現場には近づけない。
- 周辺の状況確認をもう暫く継続する。

　環境担当班としては、周囲の河川に毒物や劇物が流れ込んでいないか、流れ込んでいる場合に魚や水生生物等の状況はどうか、へい死しているようなことはないかを確認する。

　煙が立ち込めている場合も、周辺への影響はどうなのかを客観的に確認しながら、これからの対応方針を検討していくことになる。

　現状、毒物劇物の処理作業がまだまだ継続している、煙が立ち込めている状況ならば、時間の経過で煙が拡散して、煙の確認ができなくなるまでは現場に残って状況を見届けていく、ということだったものと思われる。

　18時43分に消防から受けた、応援の民間事業所Aの応援車両が到着するまでは、進展がなさそうであった。

　19時45分頃、班長から入電、××消防署職員から概況説明を受けながらの説明。

　19時30分頃、パトカーで先導を受けながら民間事業所A（以下「A」という）が事故現場に到着した。Aの車両は SUS304、ステンレス製のローリー車だった。

　先ほど、応援のタンクローリー車両が到着はしたものの、改めて混酸の性状を確認したところ、硝酸とフッ酸の混酸の強酸に耐えられるかどうか、の判断がつかない旨の申し出があった。2次災害を防ぐため、慎重に、Aの車両の担当者が直接専門機関B社に質問することになった、

とのことだった。後ほど、保健所に車両図面等を送るので、確認され、対処されたし。とのことであった。

（予めA社に漏洩毒劇物について、どれぐらいの情報が伝えられていたのか。若干、残念であった）

19時55分頃、保健所に、現場に着いているA車両の図面がA社からFAXが入ってきた。

現場の詳細の事情が完全ではないものの、送信表によると、応援のタンクローリーが混酸に耐えられるかどうかを専門機関B社に確認させる必要があり、直ちに転送するようにとの伝言が併せて示されていた。

20時00分頃、直ちに筆者は、車両素材の専門機関であるB社にA社のSUS304のタンクローリー図面をFAXで転送したのだった。

20時15分、B社から入電。

車両を繋ぐ接続部分にもテフロン性の樹脂コーティングが施されており、硝酸用のタンクであれば大丈夫だろう、但し、温度に注意する必要あり、溶接部が鋭敏なものならば、穴があく可能性もある。との指示を受ける。

また、その廃酸を処理してもいいものであれば、当該SUS車両を弊社（B社）の処理施設ならば、数時間程度で持ち込むことも可能なので、ローリーの耐久性の点からも良策にならないか。と、併せて助言をいただいたのだった。

すぐさま、××消防署に連絡を入れ、移し替えの作業に入る、となり、安心していたが、それも「つかの間」だった。

22時00分頃、班長から入電。

移し替えを試みるも、事故車に内圧をかけられないことがわかった。圧力、負荷をかけると亀裂が走り、全てを漏出させてしまう。このまま

の状態では、他車のローリーに移し替えることは不可能となった、との説明だった。

　そこで、現場で協議し、灯油タンクからストーブに灯油を注いでいれる原理を応用したい、いわゆるサクションポンプ付きで樹脂コーティングが施されたタンクローリーが準備できないか、自治体と自治体近隣各県に問い合わせてもらいたい、との内容だった。

　22時20分頃、班長から入電。

　現場から本自治体本庁の消防本部消防防災担当課から薬務担当課を通じて該当する車両を手配しようとしたが、本自治体内で所有しているところはなかった、とのことだった。

　引き続き、隣県等に当たるのと同時に、ローリー内部に樹脂が施されているか否かを問わず、サクションポンプ付きのローリー車があれば、一次的にも移し替えられる程度の強酸に耐えうるものでよいので、該当車を探すようにとの指示を受けた。

　22時30分頃から筆者は、当管内にある毒物劇物の業務上取扱業者、特に運搬業者と毒物劇物の製造業の登録業者に片っ端から電話をしたのだった。

　時間がかなり遅かったことから、電話をかけても、不在又は守衛や警備会社を通じて担当者に連絡をとってもらう必要があったりしたが、それでも、その時間までには、少なくとも10社以上と相談することができたのだった。

　どの会社も「こんな遅くに何だ！」等の罵声は一切なく、親身に応対していただき、感に堪えなかったが、残念ながら、肝心・要の該当車両は、やはり、1台もなかった。

　23時30分頃、薬事担当班の班長から入電。

　現場では、試行錯誤しながら、ローリー車両が無い場合も想定し、移し替えが可能な耐強酸容器をも探すようにし、協議してきたが、併せ

て、保健所からは引き続き、強酸耐久性のポンプを持っている企業を新たに探してもらいたい、具体的には「マンホールの口径が50cmで車間10m以上を繋ぐ、電源は100Vでステンレス製のポンプ」がほしい。との内容だった。

　筆者は、指示のあったポンプと引き続きローリーを探すための電話を繰り返すのだった。
　時間は24時を越えようとしていた。

　電話も時刻が遅くなるにつれ、不通のところが数軒出てくるなど、つながらなくなっていった。

　そのような中で、保健所の環境担当班の職員から、現場の状況について、改めて入電があった。

- 現場では21時30分頃から消石灰を漏出箇所に散布し、同時に事故タンクローリー車両の周辺部に消石灰で防波堤を組み、対処を施している。
- タンクローリーから混酸廃液が漏出している部分には、ポリバケツを置き、溜まればドラム缶に一時的に回収している。
- 作業は、遠方から駆け付けた荷送人（運搬物〈毒劇物〉の排出事業者）の数名と地元の消防団員が、マスク等防護具を着用して行っている。
- 道路に落ちているものは、手作業で清掃、その他はC保健所管内X社のスイーパーで吸い取り除去作業を行っている。
- 現場には黄色の煙が立ち込めていたが、煙も徐々に拡散され、視界は戻ってきている。

との報告だった。

24 時 10 分、トラックのメーカー会社のひとつから、保健所に入電。
　筆者が、数十業者に架電したうちの一つの会社だった。
　下水上水道メーカーは、真空負圧バキュームコンベア（ポンプ）を
持っている。強酸に耐えられるかどうかはわからないが、試してみては
どうか、メーカーは、①②③④の 4 社ほど知っているので聞いてみたら
どうか、という助言だった。

　とにかくありがたかった。
　藁にもすがる気持ちで、①②と順番に架電をしていたところ、

24 時 20 分、班長から入電。
　管内の警察パトカーが薬事担当班の○○（班の上司）を伴って、管内
の業者 Z に現場で使用可能とされる「水中ポンプ」を取りに行ってお
り、今、かなり（近くまで）戻ってきていて、現場に向かってきている
（上司が同乗したパトカーは、高速道路の上り線を逆走して移動したと
のことであった）。
　また、応援車両、隣県の化学メーカーのポンプ付きのタンクローリー
が警察車両誘導で高速道路の封鎖されている上り車線に入って、こちら
も現場に近づいてきている、との連絡であった。

　班長の声は、すこぶる明るく、解決のメドがたった様子が伝わってき
たのであった。
　その後、進捗状況の連絡が、班長から頻繁に入ってくる。

24 時 43 分。
　警察車両誘導のポンプ付きのタンクローリーが現地到着。
　併せて業者 Z の水中ポンプが現地に到着。
　作業を開始したらまた連絡を入れる。作業は 30 分程度と聞いている、
とのことであった。

25時01分。

移し替え、回収作業開始（どのような配置でどのような接続で対応したかまでは不明）。

25時20分。

回収等の作業終了。

その直後、道路公団の作業員が事故タンクローリー車内部に水を張って洗浄、その洗浄水を応援車両、ポンプ付きのタンクローリーに移し替えていく。

25時33分。

ついに作業完了。関係者の歓声が現場に轟いたのだった。

筆者は生活環境の統括課長と握手を交わした。

移し替えた廃液を搭載したポンプ付きのタンクローリーは、荷送人の元へと移動し、廃液は荷送人へ無事、戻された。

高速道路の下り線は規制解除、事故の上り車線は26時30分、追い越し車線のみ使用可能として規制の解除を進めていくのであった。

空になった事故タンクローリーとその運転手は、高速道路の次のインターチェンジをUターンし、××町の××インターチェンジを降り、そのまま××警察署に行き事情聴取を受けることになる。

薬事担当班の班長と上司、並びに環境担当職員３名が保健所に帰還したのは、27時30分頃だったと記憶している。

その後、本庁薬務担当課の課長に口頭で報告を済ませ、班長らが書面による報告書を作成した。

　現場の時系列の状況と筆者が記録した時系列の対応記録を合わせて、大筋をまとめ、本庁薬務担当課にFAX送信し、保健所における作業は無事、終了したのだった。

　筆者を含め、携わった全職員が保健所を後にしたのは、朝6時を回っていた。安堵の瞳に入ってくる朝日が、痛いほど眩しかった。

　警察の事情聴取後、毒物及び劇物取締法（施行令を含む）（以下「法」という）の条文に照らし合わせ、本庁薬務担当課が、荷送人及び車両で毒劇物を運搬した業務上取扱業者の存する都道府県に通報し、違反事項について行政指導が行われたものと思われる。

　改めて、運搬しようとしていた廃液、タンクローリーの内容物を再掲すると、

　　硝酸（40％）
　　フッ酸（弗化水素酸）（5～6％）
　　酢酸（18％）
　　水（残）　　　　　　　　　全体で7800L

「弗化水素を含んだ硝酸との混酸廃液」の運搬として、法に則って適用条文を記載すると、法第40条の2第5項に、弗化水素又はこれを含有する製剤（弗化水素70％以上を含有するものを除く）を内容積が1000L以上の容器に収納して運搬する場合の当該容器の規定が、また、法第40条の5第2項に、運搬方法の基準が定められ、1回に5000kg以上を運搬する場合の運搬の距離と運転者の人数、保護具（防毒マスクやゴム手袋等）を搭載する旨の規定が、さらに、法第40条の6に荷送人の通知義務として、運送人に対し、予め毒物劇物の名称・成分・含量・数量や事故の際に講じなければならない応急措置の内容を記載した書面

を交付しなければならないとする規定がある。

　運転手の人数は、高速道路を移動する距離数と高速道路以外を移動する距離数を合計し、一人で可能か、二人以上必要となるかを算定する。
　行政指導は、保健所で所管する法令に違反していれば、対象者に対し、口頭または文書により違反している内容を伝え、是正を促すことになる。
　内容が相当悪質で、継続して、繰り返されるような場合には、行政側から警察、司法に告発して取り締まってもらうこともあり得るが、筆者にはこれまでにそのような経験はない。

　その他、法第17条では事故の際の措置について規定されている。
「車両搭載容器の整備不良」と言われればそれまでだが、会社が所有している運搬車両の経年劣化等に伴う小さな亀裂や破損箇所には、気付けないものと思われる。

　この事例では、硝酸を含有する強酸性の液体状の物の漏出であり、保健衛生上の危害が生ずるおそれがあることから、運転手は応急措置を行い、消防署にきちんと性状等を伝え、届け出ており、措置についての違反行動は認められない。
　（運転手が、逃げて、放置して、消防等へ連絡をしなければ、当然違反となるが……）

　行政指導では、本来使用しなければならない車両を使用せずに弗化水素を含んだ製剤を運んだ場合には、適切な車両を使用するように、また、運転者が一人だったが、距離的に本来は二人以上が必要だったとすれば、今後は充足するように手配する旨を指導したようになったのではないだろうか。
　事故当事者の主たる所在地の都道府県の薬務主管課で適切な行政指導が行われたものと思っている。

その他、番外的な話として

　薬事行政は、関係団体（地域薬剤師会等）への指導、育成をするという立場でもある。

　私見ではあるが、まだ、現在のように医薬分業が進んでいなかった頃、街の薬局では、処方せんを伴わない医薬品の販売、OTC薬の販売が主流だった。医療機関を受診せず、市販の医薬品で治す、回復を期待する「自分の健康は自分で守る」いわゆる「セルフメディケーション」を重視し、その普及啓発活動を大々的に行っていた。

　現在も厚労省と日本薬剤師会、都道府県と都道府県薬剤師会の主催で、10月17日から23日までの1週間を「薬と健康の週間」として、医薬品を正しく使用することの大切さ、そのために薬剤師が果たす役割の大切さを一人でも多くの方に知ってもらうために、ポスターなどを用いて積極的な啓発活動を行うようにと、毎年、厚労省医薬生活衛生局から通知が来る。

　当時、当自治体では、各保健所単位で年度毎の持ち回りで保健所が旗を振って、地元の業界団体と共に「薬と健康の週間」にちなんだ、イベントを開催していたのだった。

　令和の時代から見れば、平成2年は、薬局は医療機関というよりも物品販売、商売のイメージが強く、地域薬剤師会員が都道府県民に対して、医薬品の適正使用について、薬局薬剤師の仕事を知ってもらうことについての啓発活動に協力を求めることは、思ったほど簡単ではなかった。

　薬事担当の班長は、平成3年に持ち回りで当保健所、C保健所が受け持つことになるイベントについて、次年度に地域薬剤師会が中心となって支障なく動いてもらえるように、薬事担当班職員が調整して準備をし

て、作業等を進めていくのであった。

　C保健所の管轄市町4市2町に4つの地域薬剤師会が存在していた。

　それぞれの会長の個性は非常に強く、長老的な会長もいたが、その場合には次期会長候補の強烈な活躍の場になっていくなど、開催企画に合わせた役割分担を決めて、参加者となる都道府県民、各住民の方々に配布する様々な啓発資材を準備し、作成していったのだった。

　地元保健所と地元薬剤師会の自己満足事業？　と揶揄もされたが、地域の薬剤師会が一つとなって一大イベントを実施、やり遂げたことで、薬局薬剤師が単純な薬の商売のみならず、地元の住民に対し、公衆衛生に寄与する、健康に関するアドバイスができる場を行政の事業をきっかけに提供できた、ということで、筆者としても都道府県民の立場になれば、「セルフメディケーション」へのプラスになっている、と自負できるものになったと思っている。

　イベントの多くは、市町の市民会館を借り切って、健康活動に造詣のある有名人やタレントを呼んで都道府県民を参集させ講演会を開催する。来場された一般客に薬剤師会員が展示したパネルを見ていただき、用意した薬用酒等を説明し、希望者への試飲、薬剤師による個別の薬相談などへの対応など、薬務行政として薬と薬剤師の役割についての普及啓発をいわゆる「あるある」の内容で、地域の趣向を凝らして実施していた。

　現在の薬局薬剤師となれば、かかりつけ薬剤師・薬局、臨床薬剤師・地域医療包括ケアへの参入など、時代は大きく変わったことで、薬と健康の週間の普及啓発事業も様変わりしてきていると思う。

　ただし、現在では行政サイドが予算を計上して、企画して、業界（と共に行政）が動いて普及啓発活動のイベントを行う、という機会は殆どなくなってしまった。

　やはり、費用対効果の重視、どれだけ都道府県民に対し効果が期待できるのか、効果があるものなのかを「数字」で測ることが困難な事業は、自治体の事業として認められなくなっていったのである。

　それでも普及啓発をしなくてもよい、とは決してならず、何等かのイベントを実施する場合には、効果が客観的に数値等で示されるようにと、ハードルが限りなく、高くなったようである。

　国のどこの省庁でも、どこの都道府県でも同じだと思われるが、「お金は出さないが、知恵は出せ」ということである。

　民間企業でもイベントを通じて、売上利益を上げる姿勢はあるだろうが、商売では「損して得取れ」の「損」は極力最小限となるように、常に工夫されているはずであり、それと同じことなのであろう。

第3章　　D保健所へ異動

新たに加わる環境衛生所管法令

　入庁して3年で60ページを超えてしまった。退職まで、あと32年、書く方も大変だが、読まれる方は、さらに忍耐と苦痛を伴っているのではないだろうか。

　平成4年度、D保健所に異動。C保健所よりも管内人口は少なく、担当者も少ない（赴任期間は1年）。
　ここでは環境衛生と薬事との複合班で、班員は班長と筆者の2名であった。

　所管法令としてC保健所の薬事担当班の10の所管法令に加え、営業六法、墓埋法、ビル管理法及び化製場法が加わる。⑪～として記載すると、

　　　⑪クリーニング業法
　　　⑫興行場法
　　　⑬公衆浴場法
　　　⑭美容師法
　　　⑮理容師法
　　　⑯旅館業法
　　　⑰墓地及び埋葬に関する法律
　　　⑱建築物における衛生的環境の確保に関する法律
　　　⑲化製場法

　班の業務は、班長は環境衛生担当、筆者は薬事担当と単純に分担し

た。

　業務内容としては、来客の比率では圧倒的に薬事が多く、行事や監視も薬事が多かった。

　また、⑪～⑯では、営業の許可はあっても薬局、医薬品販売業のような更新を伴うものはなく、許可は永年制であり、当初の申請条件が全く変わらなければ、変更届を提出することもなく、理容所や美容所で管理者や他の施術者が変更されれば、変更届は出てくるものの、事務処理としては薬事と比較すれば、かなり少なかった。

　⑰は法律名のとおりで、市町村や宗教法人が新規に墓地・霊園や納骨堂を建設するような相談を受けた場合に対応するもの。平成4年度で相談は一件もなかったと記憶している。

　⑱はビル管理法とも呼ばれ、建屋の規模が大きく、特定用途で使用される、例えば映画館、演芸場等の興行場や百貨店、図書館、博物館、学校、旅館等で、当該特定用途に使用される延べ面積が3000㎡以上（学校は8000㎡以上）の建築物について、衛生上、住環境で正しく維持管理されているかを確認するもので、計画的に立入検査を行っていくものであった。

　⑲では、そもそも「化製場」という言葉は、あまり聞くことがないと思うので解説すると、化製場等に関する法律第1条に「『化製場』とは、獣畜の肉、皮、骨、臓器等を原料として皮革、油脂、にかわ、肥料、飼料その他の物を製造するために設けられた施設で、化製場として都道府県知事（保健所を設置する市又は特別区にあつては、市長又は区長。以下同じ。）の許可を受けたものをいう。」と規定されている。

　対象施設は当自治体全体でも限られており、管内にはなく、対象施設の建設等で相談があった場合に対応していく、というものとなる。

　その他では、住環境の部類に入るのか、一般的な電話相談や来客者として、衛生害虫の確認・同定、ハチの巣の処理の方法、害虫駆除に関する相談が意外と多かったように思えた。

なお、処理のために保健所が家庭に出向いて対処したことは一度もなく、主には自治体内にある全業者を紹介して、相談者宅に近い業者を選択してもらって、委託処理をしてもらうような対応を促していた。

　前任のＣ保健所では、とにもかくにも業務を覚えることで、（すべて副担当扱いだったが）筆者としては、主担当・副担当の区別なく、各事案に臨んでいたので、Ｄ保健所でも同じように取り組んだのであった。
　Ｄ保健所では、薬事関係は、ほぼ筆者が担当していたが、唯一、筆者が赴任する前から継続して班長が対応している事案、懸案の事業があった。

医薬分業のモデル事業、「かかりつけ薬局」にはほど遠い課題が……

　その懸案事業とは平成４年度の主な事業となるもので、「医薬分業」を当自治体におけるモデル事業として取り組んでいたのであった。
　それは、自治体で運営している総合病院が平成３年度の途中月から外来患者について、全面院外処方せんを発行する、院外処方せんはＤ保健所管内の地域薬剤師会の全薬局で応需するという、いわゆる「面分業」で当自治体全体の模範となるべく指導を兼ねた事業として、進めていたのであった。

　当時、全国単位では、Ｎ県Ｕ市で模範となる医薬分業が行われていた。班長はＵ市を視察し、本自治体に持ち帰り、自治体が運営している総合病院で、全面院外処方せん発行に移行することに併せて、正に当該事業に備えるような形で対応していたことになる。
　Ｕ市では、Ｕ市内の医療機関で出された院外処方せんについては、Ｕ市内にある、全薬局どこでも応需できる体制を確立させようとしていた。班長は「これが、本来の医薬分業の姿だ」ということで、Ｄ保健所にある地域薬剤師会での医薬分業体制の確立、業界団体の育成、指導に

当たっていた。

　班長の話では、U市内の医師会と薬剤師会とは、診療で使用する医薬品と薬局で備蓄する医薬品のリストを交換して、患者に支障なく医師の処方した医薬品を提供できるように協議や調整が行われていたことや、医師会と薬剤師会がそれぞれの立場を尊重し、意図的というよりも、気が付けば、理想的な「医薬分業」像が出来上がっていった、というものであった。

　さて、当自治体の、当時の「医薬分業」の体制は、見た目として、特定の医療機関の院外処方せんを特定の薬局のみで応需している、医院と薬局が並んで建っているような、「面」ではない、「点」でしかない、分業体制だった。
　医院と薬局が隣同士で分かれて業務、この体制が、「医薬分業」ではないか？
　実は、メディア等を通じての「医薬分業」とは、まさに、この見た目の体制だけを、その本質として思われた方が多かったのではないだろうか。

　ただ、これは、患者目線に立てば、別に（医院の隣の）薬局で薬をもらわなくても、医院のみで医薬品をもらえる方がいい。二度手間となる。さらに、「院外処方せん」の手数料も発生することで、患者の負担も増えてしまう。
　そのように思われながらも、年月が過ぎ、世間では、病院、医院等の隣に薬局が建っていることが、ほぼほぼ当たり前のように定着し、通常化してしまっており、本来、普通ではないことが普通のようになってきているように思われて仕方がなかった。
　その負担価格分、薬局薬剤師はそれなりの、治療の本質にメリットとなる情報を患者（都道府県民）に提供できているのか？

私見ではあるが、平成２年頃は、丁度「医薬分業」への移行期であった。欧米の医薬分業の歴史は薬剤師、薬学生たるもの、各方面から書物や文献を通じて情報を収集されていると思われる。

　筆者は学生時代に、欧米では、「医師と薬剤師は対等の立場、医師の処方のみでは最悪、殺されてしまってもわからない。だから処方を別人格の薬剤師に任せる」、これが医薬分業の本質だと教えられた。

　しかし、平成４年頃、この日本では、（現在では違ってきているはずなのだが）薬剤師はあくまでも、医師が院外処方せんを発行する場合、その処方通りに薬を調合するのみ、となる存在にしか見えず、全く異なっていた。

　医療機関が自身の医院で医薬品を管理して、院内処方で患者に提供していた医薬品の管理体制を見直し、院外処方せんを発行して、治療のみに専念するようにし、投薬後の管理については薬の専門家たる薬局薬剤師に任せていこう、薬局薬剤師も「後は任せろ！」という気概があって、生かされるものならば、医師と薬剤師の立場が尊重され、機能的にも非常に良く、患者に対しても、より良い医療が提供できることになる。

　これが理想形ではあるが、時代を遡れば、平成４年頃の薬局薬剤師が果たして、病院や医院の医師から、「後は任せた！」と言えるだけの体制が取れていたか、筆者に保証できるのか？　と問われたら、やはり、保証できる（できた）自信はない。

　Ｃ保健所時代に、良し悪しはともかくも、次のような事例があった。
　とある個人医院の横に、調剤薬局が建った。そこまでは、何も言わないが、その後のある日、個人医院が市町村側の道路拡幅で移動することになった。調剤薬局は移動の必要がなかったが、個人医院が別に移るときに、調剤薬局も個人医院にくっついて移動し、新たに薬局開設の許可申請を行ってきたのだった。

　当時の上司は、その申請者に対し、「あなた、殆ど、金魚の○○ですね。プライドはないのですか」と。「医薬分業」の本質を考えれば、筆者も同じ意見であった。

　がしかし、調剤薬局側としては患者の利便性を考え、極力医院の隣に、少しでも近くに建てたい、ということで、行政の手続き上、申請書は受理せざるを得ないため、その後、粛々と事務処理を行った。

　これは、平成２年の事例であって、令和の現代、「薬局」では調剤することは当然であり、筆者も気が付くと、街中にある「○○調剤薬局」の「調剤」の文字は消え、全く見られなくなっている。

　平成24年度以降、薬学教育６年制となって卒業した、臨床対応を重視して履修した薬剤師が活躍している中、現在の院外処方せん応需薬局による「医薬分業」体制に至っているが、筆者としては、本来の「医薬分業」となる理想形に限りなく近づいていることを、患者の立場から願う次第である。

　また、平成４年のＤ保健所の医薬分業のモデル事業に話を戻すと、自治体経営の総合病院、医師の診察後に当該病院で薬をもらえなくなる患者の立場になれば、外の薬局に出向いて薬をもらわなければならず、非常に不便なものになったと思われたのではないだろうか。

　班長の理想としては、患者が自宅の最寄りの薬局で薬をもらう体制が確立すれば、それで十分であった。自治体総合病院からは、FAXにより患者が希望する薬局に処方せんを送信して予め調剤しておいてもらい、帰宅時に立ち寄って、処方せんの原本と引き換えに、その処方薬をもらう。

　特に、現在もそうであるが、大きな病院の院内処方で薬を待っている時間は、やはり長い。

　この待ち時間を考えることなく、患者が自宅に帰る時に薬をもらって帰れるわけで、現在言われている「かかりつけ薬剤師」、薬局の理想形、

地域住民を守る「臨床薬剤師」を形成させていくための「第一歩」となっていければ、一石二鳥的で非常によかったのだが、やはり、残念ながら、薬局建設に制限はなく自由商売であるがゆえ、病院の前に調剤薬局が建設され、6割以上の患者が、その薬局に院外処方せんを送信するように希望されたのであった。

　また、さらに残念ながら、薬局の多くが商店街などに集中して存在しているため、理想とする「患者宅近くの薬局」いわゆる住宅街の中に薬局が殆どなく、帰る道すがら、患者宅により近い方向にある薬局を、とりあえず選んで、とするまでが精一杯だった。

　班長が目指していた理想の医薬分業像までは描けなかったが、その後、自治体内の各保健所において、地域の広域病院で院外処方せんを発行するようになった場合は、地域薬剤師会として、その院外処方せんを地域の全薬局として、「面」で受ける、いわゆる「面分業体制」を準備して臨む、という草分け的な取り組みの見本になったことから、有意義な対応だったものと振り返りたい。

第4章　本庁薬務担当課へ異動……1回目

薬事法と改正の変遷

　平成5年度、本庁薬務担当課の薬事担当の係へ異動。係の人員は係長、医薬品等製造業担当の企画員、技師である筆者の3名で構成されていた。係長は44歳、企画員は38歳、筆者は31歳だった（平成7年度末の異動まで3年間勤務した）。

　ここでは自治体内全保健所から進達される薬事法に基づく許認可事務を担当する。主に薬局と医薬品販売業のうち、当時の薬事法第24条に規定されている薬種商、配置販売業に関する業務を中心に業務を任されるのであった。
　その他、保健所設置市の薬事担当用務が待っていた。本自治体には該当自治体が1市あり、薬事関係の業務については本課で対応し、週2回、水曜日と金曜日に本課の職員1名が交代で割り当てられ赴くようになっていた。
　一人でオールマイティな対応が求められる。平成2年と3年のC保健所勤務では業務を分担せず一通り、全て主担当になったつもりで取り組んでいたこともあり、保健所設置市への業務に対してのプレッシャーは、筆者なりには、殆どなかった。
「○○法を扱っておらず、知らないから、対応できません」では、当然ダメで、どこの課に行っても、どこの部署に配属されても、異動先で「初めての経験」となった場合には、とにもかくにも、上司や諸先輩がどんな対応をしているか、特に来客者の対応時には「一緒に聞かせてもらってよろしいですか」と積極的にその機会を大いに利用して業務に接した方が、後々心の負担の度合いが違ってくる。

筆者のような行政薬剤師が、薬事に関する業務に就く。

　筆者としては、平成5年当時で過去を振り返れば、平成2年から4年まで、3年間で二つの保健所で連続して当該業務に携わり、その直後、自治体本庁の薬務担当課に配属となった。

　薬事を、その後も変更なく、保健所を変わっても同じ業務に携わることになれば、変化を伴わない業務となり、たとえベテランとしてキャリアを積んだとしても、マンネリ化の一途を辿る雰囲気も出てくる。

　しかしながら、携わる「薬事法」、「法律は生き物」である。改正がとにかく多かった。

　薬事として同じ業務であっても、決してマンネリとはならない様相だった。

　「何か事件がなければ動かない役人」とは言われてしまうものだが、当時、薬害による重大な死亡事故が起こった。帯状疱疹の画期的な治療薬として承認された抗ウイルス薬「ソリブジン」について、誤った使用法、つまり一緒に使用してはならない薬剤（抗がん剤）を併用した相互作用による副作用で、平成5年9月に販売を開始してから、わずか1年間で十数人の死亡者を出してしまったことであった。

　詳細を上手に説明はできないが、現在では超迅速発出が定番となっている「緊急安全性情報（ドクターレター）」の発出が当時、相当遅れてしまったことが、大きな問題だった。

　本来であれば、1例目の死亡事例が発生したと同時に製薬企業が調査を行い、販売先となる医療機関にドクターレターを配布し、情報伝達を徹底しなければならないにもかかわらず、数週間後にずれ込んでしまい、添付文書の改訂も遅れてしまうことにも繋がった。いわゆる対応が後手後手に回ってしまった。

　遡れば、治験の段階でも複数名が死亡していたことについて安全性の評価や相互作用に関する検討が不十分だったこともわかってきた。

　さらに企業側の情報伝達についての体制が悪く、半年を過ぎても医療

機関の大部分が、抗がん薬の併用による死亡被害の事実を把握できていなかったことも判明するなど、かなり杜撰な状況だった。

　このような失敗の教訓から、その後の薬事法の改正等に繋がっていくことになると考えられる。
　直接、都道府県自治体や保健所の業務とはならないが、治験体制の強化が進んだことをはじめ、「製造承認」から「製造販売承認」への見直し、販売後の安全対策の強化を図っていく体制に繋がっていったものと思われる。

　さらに、抗ウイルス薬と抗がん剤を併用した場合の薬物相互作用の関係など、かなり厳しい話になるが、当時の「21世紀の医薬品のあり方に関する懇談会」等で、併用処方した医師側にも、もっと医薬品に関する知識があれば、添付文書の構造式などからウラシルとチミジンの関係、同種同効薬ではないが、作用増強などを予測できて、慎重な投与、併用を回避できていた可能性もあったのではないかと、強硬な意見も出たようなことを耳にした。
　また、病院の勤務薬剤師も医療教育や研修が不十分で、医薬品情報の収集と伝達機能が果たせず、医師との連携不備、医療現場での医薬品適正使用を勧める役割を果たせていない、とする反省課題が浮き彫りになったことなど、これら教訓が、数年先の薬学教育6年制、臨床薬剤師の育成の方向に推し進められていったものと繋げることもできるのではないか、と思う次第である。

　若干、オーバーな考え方かもしれないが、このような変遷、状況に付いていくためにも、筆者としては、ずっと連続して薬事行政に就き、「薬事法」に携わって、法律の改正に伴う業務や業者指導等をタイムリーに行っていきたかったのだが、公務員には異動がつきもので、平成7年度には、E保健所の環境担当班に配属されることになったのだった。

２回目の本庁の薬事担当課への配属は、平成14年度から平成17年度の４年間、ちなみに３回目は平成27年度から平成30年度までの４年間であった。

　さすがに間隔が空いた後の本庁への配属、特に３回目の配属時は、薬事法の名称も変わっているなど改正内容に付いていけない雰囲気であった（もっとも、３回目は麻薬毒劇物担当班の班長としての配属となり、直接「薬事法」には携わらなかったが）。

　当時の「薬事法」は昭和35年からスタートした。その前は GHQ 支配下のもとで、不良医薬品を取り締まるための法律となる（旧）薬事法が公布されていたと学生時代に習い、歴史としてこの法律はそれほど長くはない、見直されたばかりのいわゆる戦後の法律であった。この法律は規制行政の法律でもあり、時代の変遷とともに改正を繰り返しながら、平成26年からは「医薬品、医療機器等の品質、有効性及び安全性の確保等に関する法律」と法律の名称も変わっていったのだった。

　今後も、医療機関等でさらに困難な管理を伴う新たな医薬品や医療機器が創出されていく限りは、適正使用の観点も含め、この法律は、常に繰り返し改正が行われていくものと思っている。

　３回の薬務担当課の勤務は通算で11年であった。１回目の平成５年〜７年の業務の中で特筆すべきことは、平成６年度に医療用具の取り扱いが大きく変わったことが挙げられる。

　医薬品を製造する場合には、治験を経て、製造承認を取得する流れになるが、筆者は、医療用具の承認制度については上手く説明ができない。医薬品と異なり、品目で承認取得を必要とされていたものの、審査の手法が医薬品と同等だったか等も全くコメントができない。しかし、医薬品製造業で GMP（製造と品質管理に関する基準）が許可要件化される方向で法改正され、医療用具についても医薬品と同じ扱いとなっていく。国際的な整合性を図る体制をとる準備を始めるかの如く、適正な販売や品質確保の観点から、販売業と製造業の規制が大きく強化された

72

のだった。

　販売業では新たに「賃貸業」に届出制を導入し、「修理業」を製造業と同格的に許可制を敷いたのだった。

　医療用具とは平成6年当時は医科向けの器具器械、手術用具等の他、整形用品としての絆創膏、さらには「コンドーム」も販売届出を要するものであった。

　保健所の業務では、現在も変わりないものとして、家庭用電気治療器についての届出が多い。

　医療用具販売業者の営業は「許可制」ではなく、「届出制」であって、有効期限はなく、廃止届を提出されない限りは、紙台帳からは永遠に消えることがないため、増える一方となっていた。自治体内の薬局数が当時全体で800軒程度だったが、医療用具販売業は4000軒を超えていたと記憶している。

　その中で「賃貸業」が新たに加わることになる。高額な医療用具を賃貸で提供する業者、とはいえ「届出制」であり、自己申告で追々届出を待つこととし、大きく構えたのだった。

　しかし、「修理業」は許可制であり、該当業者には年度内に許可申請をできるように、周知、指導を行う必要があった。とはいえ、修理業者に関する情報が全くないところからスタートしなければならなかった。

　修理を伴う医療用具については、例えば医療機関で使用するレントゲン機器、大掛かりな診断用機器などが浮かんだ。当自治体には、対象となる業者も少ないものと思いつつ、本課としては、保健所毎に対象者リストを作成していく必要があった。

　さて、前進するためにはどうするか、何を足掛かりにしてリストを作成するか。

　産業分類から業者を割り出して都道府県の税務事務所で法人税等を納税している対象業者を教えてもらうか、医療機関に手術の器具器械を卸

す業者、直接医療機器メーカーに問い合わせて、都道府県の営業所を教えてもらうかなど、手段はいくつか考えられた。

　筆者が想像する機器以外で医療機器が多く存在していたら、ヌケも生じたと思うが、やはり卸というより、ほぼ、メーカーが直接納品先の医療施設（ユーザー）を回っていたことを確認できた。問い合わせたメーカーでは、当時NTT『タウンページ』の「医療用機器」としてほぼ掲載され、筆者が確認した事業所よりも多く、網羅出来ていた。

　より多くの事業所が掲載されていたことで、筆者は当時、タウンページを活用することとし、各保健所にも当該事情を説明して、自治体内の対象者リストを作成し、「修理」を単独で行っている事業所、「販売」と「製造」と「修理」の三つ（既存の「製造業者」以外の「製造」は殆どなく）を業務として営業している事業所に対し、「医療用具（専業）修理業」の許可申請を提出してもらうよう通知、依頼したのだった。

　筆者の異動後、平成８年度の厚生労働省への薬事法関係の業態者数報告では、本自治体での医療用具（専業）修理業者数は50弱を計上していた。

「医薬品GMP」との関わり、法制化過渡期での業務対応

　また、筆者は平成５年度から７年度に薬務担当課に配属されたが、平成５年、配属１年目に、平成６年１月〜２月実施の「GMP技術研修」として、国立公衆衛生院へ40日間の研修受講の参加許可をいただいたのだった。
　当時の国立公衆衛生院の薬事監視員の研修項目には、「医薬分業」と「GMP」があった。薬務行政の動向で、両方とも大切であったが、当自治体では「GMP」体制を強化する必要があった。

　C保健所では「すべて副担当」で対応したものの、思い起こせば、こと「製造業」に関しては、立ち入りの機会が少なかったこともあり、筆者としては、限りなく経験不足であった。

　実は、苦い思い出がある。平成4年度、D保健所時代に、医薬品製造業者に、許可更新に伴う立入検査を行った。当時は、薬局と同様に許可の要件は主にハード面（施設、設備）、薬局等構造設備規則に製造業に関する事項が定められていて、その内容に沿えば、許可更新申請書を受理できていた。その他、この「GMP（Good Manufacturing Practice）：医薬品の製造管理及び品質管理の基準」が、省令として昭和55年から「自主管理基準」として定められ、薬局等構造設備規則に組み入れられてはいたが、経験が浅いことは理由にならないが、かなりお粗末な対応をしてしまっていたのだった。

　筆者1名で立ち入りした中で、業者側は10人以上の方が出迎えられ、別室に通されると、かなり分厚い製造品目毎のSOP（標準作業手順書）や試験検査成績書の綴りが品目毎に整然と並べられ準備されており、正直圧倒されたのだった。

　薬局や医薬品販売業と同じような立入調査とはいかず、持参した「薄い」ファイルを見ながら、直近で設備に関する変更届の提出もなかったため、苦し紛れに「主要品目●●について詳しく教えてもらえますか？」と問うと、工場長自らが立ち上がり、分厚いファイル資料を取り出して筆者に、ツカツカツカッと近づき、当該品目の設備を図面で示され、製造工程について立て板に水の如く説明をされた。

「あー、よくできているんだ」と思わざるを得ない、工場長の「もう何でも聞いてくれ！」という頼もしく、強い姿勢がありありと感じられ、筆者としては、特段、それ以上の質問はしなかった、というよりは、できなかったのだった。

　SOPも（見た目）きちんと整備されており、表紙に記載されている改定年月日と複数の者の印鑑、目次の項目と綴りの内容もパラパラと確認して整合していたことで、自分なりに「何も言うことがないなー」と思い、「更新に支障なし」として、申請書類を本庁薬事担当課に進達し

たのだった。

　もちろん、更新はかなったのだが、今後は、これだけでは済まされないことを、GMP研修を通じて痛いほど学んだのだった。

　先にも若干触れたが、医薬品等製造業の許可基準は、薬局等構造設備規則でもあるように、主にハード部分、施設の基準が許可の要件となっていたが、GMP「医薬品の製造管理及び品質管理の基準」が「自主基準」ではなく、許可の要件に加わることになり、平成6年度から施行されるようになるのだった。

　具体的には、医薬品・医療機器製造業（以降「業」）許可や業許可更新の際にGMP省令に適合していなければ、許可、更新許可ができなくなるということで、平成4年のような、筆者のお粗末な立入検査では、評価を行う側としては「全くダメ」、「話にならない」ということになり、どうしてもGMPの査察技術を向上させる必要があった。これは、全国の薬事監視員全員に課せられた課題だったと思う。

　本自治体では平成5年の研修は筆者一人であり、薬務担当課としては、このような大掛かりな研修は、隔年に一人分の派遣費用しか予算を計上されていなかったことを聞かされたのだった。

　筆者が薬務担当課から異動後（平成8〜13年度）のことは全く把握していない。

　課としてGMP基準が許可要件化されたことで、その査察体制をどのように組んでいったのか、本庁では、C・D保健所のような副担当業務対応はできず、当時、厚生省（平成13年から厚生労働省）に業許可・承認申請書を進達するまでの事務処理、また、筆者が研修経験後であっても、自治体内の各保健所が対応する製造業者への立ち入りに同行することもなく、こと製造業に関する事務処理、任された「医療用具（専業）修理業」以外、対応することはなかったのだった。

第５章　本庁薬務担当課へ異動……２回目

体制進化へ

　平成８年度から平成13年度の６年間、二つの保健所（Ｅ保健所とＧ保健所）に勤務後、再び薬務担当課の薬事担当班に異動となる。

　薬事担当の継続として、平成14年から17年の業務を先に振り返ることとしたい。

　本庁薬務担当課では、平成６年度からGMP許可要件化となったことで、薬事担当班の３名体制を、平成８年度から２名増員しての対応としていた。

　が、本庁薬務担当課の対応する製造業の事業所数が多いので、自治体内のＣ保健所とＧ保健所の薬事監視員を単純に本庁に吸い上げての２名増員である。したがって自治体全体としては、全く増員することなく、新たな体制をとっていたのだった。

　筆者は、年功序列的に平成11年に、技師から主任に昇格していた。

　平成14年度、薬務担当課へ異動し、初めて班員の中に年下の者が存在するようになる。筆者は39歳になっていた。

　薬局や医薬品販売業（現在は登録販売者、当時は薬種商販売業者）の許認可は変わらないものの、紙台帳は廃止され、すべてマイクロソフト社のアクセスを駆使した電子ファイルの台帳となり、システムが組まれていたのであった。

　平成14年度当時、薬局や医薬品販売業の許認可事務では、あまり特筆するような話はなかった。ただ、新規の薬局は殆ど医院や診療所の隣

に併設するようなケースしかなく、意味のある「面分業の対応」というより、「一点分業」での開設が多かったことを記憶している。

薬局を開設しても OK なのだが、広域病院や他の医療機関の処方せんも受け入れられるように、特に、「特定の医療機関のみの処方せんの応需」とならないとように薬局の先生方には、各保健所の薬事監視員を通じて指導してもらうように呼び掛けたのだった。

中国産健康食品による健康被害

さて、その他の業務で特筆すべきことといえば、健康食品による死亡事件が印象深い。

概要は、被害者が痩身を目的とする中国産の健康食品を喫食し、約1カ月後に肝機能障害で死亡する事件が発生した、というものである。

対象となった商品名は「御芝堂減肥胶囊（オンシドウゲンピコウノウ）」及び「紆之素胶囊（センノモトコウノウ）」と称するものであった（※胶囊とは、中国語で「カプセル」のことである）。

そもそも論として、「健康食品」は当然「医薬品」ではない。

それでも医薬品並みに高価な値段がついている。

商戦上、業者が、健康食品を売り込むためには、どうするだろうか？「食品」である以上は、「服用」ではなく、「食する」「喫食する」という表現となる。

「血圧が下がる」……と言えば、医薬品の効能効果を謳うことになり、「無承認無許可医薬品」扱いで不可となってしまうが、「血圧が気になる方にお勧めです」と表示すれば、総合的にその文言しかなければ、微妙でも「医薬品的な効能効果を謳っているわけではない」、「食品」として無制限に、誰でも販売、営業が可能となる扱いとなる〈現代では「保健機能食品」「特定保健用食品」等、効能の表現の幅も増えている〉。

当時は保健所へ、「健康食品」の（製造）販売業者が来所され、商品

の広告を作成して、薬事担当班の職員に対し「大丈夫かどうか見てくれ
ない?」という相談に、限りなく対応していた。

　非常に困るのは、相談を受け、作成された広告案を何度も何度も添削
して、これならばOKだろう、としていたものが、他の都道府県から、
「この表現は効能効果に値するので、製造している都道府県に対し、無
承認無許可医薬品の発見事例として通報する。」旨の連絡を受けてしま
うことである。

　当然ながら、業者に対しては、逃げ口上であるが、「気を付けて見て
いても、完璧にはなり得ないので、他から指摘が入ることもあり得る」
ということは必ず伝えてきていたが、やはり後味は悪い。

　製造会社は自社の製品をとにかく売り込みたい一心なので、極めて微
妙な表現で広告を作成する。それでも薬事監視員は、一切、情に流され
ることなく、厳しく吟味し、一人で判断せず、多くの目で確認すること
も忘れず、対処してきたのだった。
「これは、医薬品的な効能効果じゃないか?」と、第三者の目は非常に
鋭い。

　現在ではネット販売が氾濫し、自治体でも厚労省でも様々な広告の監
視は行われるが、殆ど追いつかなくなっているものと思われる。
　水面下の情報の詳細はわからないが、麻薬や大麻の成分を含んだ健康
食品と称する商品の発見は後を絶たない状況である。

　さて、平成14年の事例は、中国産の健康補助食品を、食べて痩せら
れるという謳い文句を頼りに、1カ月程度、接種、喫食していた女性
が、肝機能障害を起こして命を落とすという痛ましい事件であった。
　国は「未承認医薬品」とみなして取り扱った。
　全国的に波紋を呼んだが、中国産の健康食品(中国では医薬品と同等
の扱い?)の個人輸入による事故、インターネットが普及して、パソコ
ン業界は「ドッグイヤー」と称されるほど進化を遂げている時期に起
こった事故でもあったと思われる。

健康被害を起こした方が使用していた製品そのものからは、肝機能障害を起こすような成分は検出されなかったが、同じ名称の他の製品からは、日本で承認が得られていない成分、「N-ニトロソ-フェンフルラミン」が検出されたと聞かされた。

　亡くなった方には大変気の毒だが、自己責任上の事故として扱われ、当時の報道が、中国製品の目的の健康食品を探し当てて、その会社にマイクを向けても、「この商品は自分たちの製造している製品ではない、非常によく似せて作られた偽物である」と主張されるなど、結局は、死に至らしめた商品そのものの製造元を特定することはできず、ウヤムヤになったと記憶している。

　国としては、「自己判断での安易な健康食品や医薬品の個人輸入は行わない」、「いわゆる健康食品で体調異常等が現れた場合は、直ちに服用を中止し、医療機関で受診をするように」と呼びかけた。
　また、厚労省の食品部局でも、怪しげな外国産の健康食品等について全自治体から販売や利用されている商品や健康被害についての情報収集を行い、商品が存在すれば、国内で取り扱えない成分「N-ニトロソ-フェンフルラミン」等が検出されるかどうかの確認を行いながら、「医薬品成分が検出された製品」と「医薬品成分は検出されていないが、健康被害が報告された製品」として製品名を掲げ、数年にわたり、全国民に注意喚起を行ったと記憶している。

　また、当自治体でも、軽い健康被害を訴える方が出現し、使用した中国産の健康食品と称される製品を保健所に持参されたため、タイムリーに地元のテレビ局に紹介し、当該製品は使用しないようにと呼び掛けたのだった。この製品から、未承認の医薬品成分が検出されたかどうかまでの詳細は、申し訳ないが、記憶に残っていない。

　やはり、医薬品でも健康食品でも、健康被害、特に、人の死は大きな

波紋を呼ぶことで、同じような事故が再び起きないよう、筆者として
は、ただ願うのみである。

GMP対応へ

　さて、やはり、平成14年からの４年間は医薬品等の製造業対応に明
け暮れることが主であったことを紹介する。

　筆者が平成５年から７年度までの３年間、薬事担当班で勤務後、平成
８年度からは、薬事担当班では二つの保健所から１名ずつの薬事監視員
を吸い上げ、５人体制となったことは既に記載したところである。
　このことで、保健所での医薬品等製造業者の相談窓口はなくなり、平
成８年度からは、本庁薬務担当課一本での対応となっていた。
　GMPの業許可要件化への対応としては、医薬品等製造業各社の製造
品目の全てを許可有効期限内に品目毎にGMP査察ができるように計画
が組まれていたのだった。
　当自治体にはテレビCMでも流れるような医薬品等の大手企業から
中小の企業まで、医療用具の専業修理業者を除けば、50社強存在する。

　筆者が赴任した薬務担当課が毎年作成している業務概要の平成14年
度のものを確認すると、医薬品を、①原薬、②内用固形剤、③注射剤、
④外用剤、⑤歯科製剤、⑥その他と品目分類し、14製造所に対し、査
察回数で延べ43回実施し、118品目を確認していた。
　医療用具では、品目分類は５つ、６製造所に査察回数で延べ20回実
施し、50品目を確認していた。
　薬務担当課のスチール本棚には、査察後に作成した品目毎のGMP適
合評価を行う根拠となるための査察記録の分厚い報告書が所狭しと数百
冊以上並んでいたのだった。
　平成８年度から13年度まで、こと医薬品等製造業については６年の
歳月が経過しており、筆者はまさに、浦島太郎状態であった。

分厚い一冊を無造作に取り出して中身を見ると、GMP管理基準の項目ごとに、査察者のコメントが、こと細かく記載（入力）されていた。
　筆者が平成４年度、D保健所時代に対応した、医薬品製造業者への情けない立入検査対応を思い出しつつ、これからは、許可要件化となっているGMP基準について、薬事監視員として、適切かつ厳格な査察対応が求められることを痛感したのだった。

　参考として、厚労省の過去の資料からGMPに係る制度の変遷を表にまとめると以下のとおり。

年	月	概　　要
1976 (S51)	4月	「医薬品の製造及び品質管理に関する基準」（通知）を行政指導として実施。
1980 (S55)	9月	薬事法改正（昭和54年10月公布）に伴い、従来行政指導で実施されてきた内容のうち、医薬品製造所における医薬品の試験検査の実施方法、医薬品製造管理者の義務の遂行のための配慮事項等の管理面に係る事項について、製造業者の遵守事項として、「医薬品の製造管理及び品質管理規則」（GMP省令）を定める。また、医薬品製造所の構造設備面に係る事項を、製造業の許可要件である「薬局等構造設備規則」（構造設備規則）に追加。
1994 (H6)	4月	薬事法改正（平成５年４月公布）により、GMP省令への適合を製造業の許可要件とする。
		輸入販売業者が遵守すべき輸入管理及び品質管理業務に関わる事項を定めた基準として、「輸入医薬品及び医療用具の品質確保に関する基準」（通知）を実施。
1995 (H7)	4月	薬事法施行令の改正（平成６年12月公布）により、医薬品（生物学的製剤等を除く。）の製造業許可の権限（許可要件であるGMP省令への適合性の調査〈GMP調査〉の権限を含む。）を厚生大臣から都道府県知事に委任。

1997 (H9)	4月	ワクチンや血液製剤等の生物学的製剤等の管理について、製造業者が遵守すべき上乗せ基準として、「生物学的製剤等の製造管理及び品質管理基準」（通知）及び「生物学的製剤等の製造所の構造設備基準」（通知）を実施。
	10月	GMP省令の改正（平成９年９月公布）により、「生物学的製剤等に係る製造管理及び品質管理の基準」（通知）の内容をGMP省令に上乗せ規定として追加。製造業の許可要件とする。
1999 (H11)	4月	「生物学的製剤等の製造所の構造設備基準」（通知）の内容を「薬局等構造設備規則」（省令）に追加（平成11年４月公布）。製造業の許可要件となる。
	8月	輸入販売業の許可要件として「医薬品及び医薬部外品の輸入販売管理及び品質管理規則」（GMPＩ省令）（平成11年６月公布）を定める。
2000 (H12)	4月	地方自治法の改正に伴い都道府県が実施するGMP調査が機関委任事務から法定受託事務になる。
2001 (H13)	1月	地方厚生局の設置により、生物学的製剤等のGMP調査を厚生労働省から地方厚生局に移管。

（https://www.mhlw.go.jp/shingi/2009/03/dl/s0330-12c_0113.pdf）

　さらに厚労省の解説をそのまま加えると、
「日本では医薬品製造業者に対しGMP（Good Manufacturing Practice）を遵守することが求められている。これは原材料の入庫から、製品の製造・加工、出荷に至るまでのすべての過程で、製品が適切かつ安全に作られ、一定の品質が保証されるように、事業者が遵守する必要のある基準のことである。GMPは1962（S87）年にアメリカが『連邦食品・医薬品・化粧品法』内に『薬品の製造規範（GMP）に関する事項』として制定したのが始まりである。その後、WHO（世界保健機関）がアメリカのGMPを基にWHO-GMPを作成し、1969（S44）年に加盟国に対して医薬品貿易においてGMPに基づく証明制度を採用・実施するよう勧告した。日本はこの勧告を受け、1976（S51）年より『医薬品の製造および品質管理に関する基準』に基づく行政指導を開始し、その後、1980（S55）年に厚生省令として公布、1994（H6）年には省令改正によ

り医薬品製造の許可要件となり、（後略）」

とある。

（その後、「さらに2005〈H17〉年には製造販売の**承認**要件となった。」のである）

当時のGMP管理基準の項目を挙げると、……と、記載を考えたが、現行の「医薬品及び医薬部外品の製造管理及び品質管理の基準に関する省令」（以下「GMP省令」という）をネット等で確認していただいた方が早いと思うのでここでは省略する（筆者が手を抜いていると思われても結構である）。

「薬事法」が「医薬品、医療機器等の品質、有効性及び安全性の確保等に関する法律」に名称が変更される20年程前にGMP省令が制定されたものの、「法律も生き物」としてお伝えしたが、それ以前に、まずは「『医薬品等』そのものが生き物であり『なまもの』である」と思われた方がよいと思う。

医薬品等は言わずもがな、日々研究開発が進み、国内のみならず、欧米諸外国でも同様に活発な創薬事業に取り組まれている。医薬品等の製造販売については、諸外国も同様に法律で規制され、品質や安全性の確保の基準がそれぞれで設けられてきている。

何を言いたいのか？　つまりは、日本をはじめ、諸外国も同様に基準そのものが後追いになっている、ということである。それぞれの国でそれぞれの基準が作られる。当然ながら、格差も生じることとなる。

従って、「GMP省令」は国際的にハーモナイズしていく、進化させていく必要があり、欧米（日本も加わり3極の）先進国でリードする形で調和を図れるように、ほぼ毎年見直す。医薬品等を製造している各国の代表が一堂に会して協議が行われ、筆者が思うに、先進国の基準を後進国の基準にくっつけていくような形で改正作業がすすめられているのであった。

筆者が2回目に薬務担当課に配属になった時は平成14年度だったが、

「GMP 省令」が当時の薬事法改正で平成11年に新たに制定された中で、平成15年までに実に5回の改正が行われた。

　筆者は平成15年度に当該国際会議、「ICH6[※]」が大阪で開催され、当時の薬務担当課の「主任」として、英語が不得意でも、その会議への出張がかない、参加（聴講）を果たすことができ、非情、ではなく非常に幸運だった。

　※ ICH：International Council for Harmonisation of Technical Requirements for Pharmaceuticals for Human Use（医薬品規制調和国際会議）の略称
　　ICH は、医薬品規制当局と製薬業界の代表者が協働して、医薬品規制に関するガイドラインを科学的・技術的な観点から作成する国際会議で、他に類がない場となっています。ICH は、1990年の創設以来、グローバル化する医薬品開発・規制・流通等に対応するべく、着実に進化を遂げてきました。ICH の使命は、限られた資源を有効に活用しつつ安全性・有効性及び品質の高い医薬品が確実に開発され上市されるよう、より広範な規制調和を世界的に目指すことです（独立行政法人医薬品医療機器総合機構 HP から抜粋）。

　その他、インターネットサイトの「ケムネット東京」で次のとおり紹介しており、参考掲載すると、

　　「日米 EU 3 極の医薬品規制調和をめざす国際会議（ICH6）が11月、大阪市で開催される。同会議は、1990年 4 月から、日米 EU 3 極の新薬品の承認申請に関する技術的要件の調和を目的として開催されてきた。ICH は日米 EU それぞれの産官 6 団体のほか、カナダ保健省、欧州自由貿易連合、世界保健機関（WHO）の 3 オブザーバー、国際製薬団体連合会などで組織されており、これまでの取り組みの成果を報告する。」
　　　　　　〈https://www.chem-t.com/cgi-bin/passFile/NCODE/11497〉

　会議は、思った通り、異国情緒が漂いまくり、厚労省や各都道府県の担当者もいたが、それ以上に、白人や黒人が目立ち、主催者側は当然、英語で講義、説明していた。

会場には、筆者のような者のために、同時通訳ヘッドフォンが準備され、筆者は、おおむね支障なく、日本語で聴講できたのであった（あー、よかった……）。

　内容的には、当時の私自身の復命があれば、そのままコピーペーストできたが、平成15年のデータは流石に薬務担当課には残っていなかったようだ。

　確か、このICH6では、当時、医薬品の製造承認（原料からの製造、製品化までが主）の考えから製造販売承認（原料から製造し、上市した後の責任まで網羅する）の考えに変わることで、例えば製造販売業者が責任を持てれば、製造工程を区分して、他の業者に自由に委託もできるわけで、その管理手法に関して、製造販売業者に対し、どこまで基準を設けるべきか、設けていくべきかという、いわゆる「アウトソーシングの対応」が中心的な内容となり、協議や事例報告がなされていたものと記憶している。

　ただ、現在から振り返れば、この時期はまだまだ、GMPは国際的な調和云々と、協議自体が過渡期であった。行政側の査察についても、例えば本社がアメリカで、製造が日本で行われる場合の査察では二国間の協定が結べれば審査が可能となるなど、多国間で相互査察の平準化を検討していく必要が生じるなど、筆者が薬務担当課を離れている時（平成18年度以降）に、無責任であるが、いろいろと進化を遂げたようであった。

　興味があれば、キーワードとして、「PIC/S GMP」をネット等で検索して、動向を確認してもらいたい。

薬事法改正

　薬務担当課、薬事担当班の主任として、筆者の行った現実的な対応を改めて綴る（筆者は必死だったが、あまり薬事監視員の業務としては役

には立たないかもしれない）。

　薬事法の改正に伴う対応、何度も触れたが、平成17年度からGMPが製造販売承認の要件になっていくことは、改めて、非常に厄介な対応として、筆者の前に立ちはだかるのだった。

　薬事担当班の中でも、半分は縦割り的で、平成14年に配属になった当初は、医薬品等製造業は数年前から携わっていた担当に任せる、と言うより、正直、GMPの研修を平成5年度に経験したものの、薬務担当課に6年ぶりの復帰、研修からは実に8年ぶりであり、殆ど浦島太郎状態で、直近で携わっている職員に任せざるを得ない状況だった。入り口の「製造販売承認」も筆者にとっては新しい言葉だった。

　平成16年度までは、平成6年度からの製造業のGMPの「許可要件」対応で、製造業の許可更新までに、製造所単位で製造している全医薬品のGMP査察が行われてきたところであったが、品目毎の「製造承認」が「製造販売承認」となることで、新たに、GMPが、それぞれの品目毎の承認要件になる、というものに様変わりし、「医薬品製造業」は、新たに「医薬品製造販売業」に生まれ変わることになるのだった。……わかりにくい……。

　いわゆる本社機能を持つ「製造所」は、有無を言わさず「製造販売業」という新たな業種名に変わっていくことになった。単純に名前が変わるだけであれば、慌てることもなく、また、筆者が勤める都道府県自治体には製造業者は多くても、本社機能を有する製造所はごくわずかであったため、「製造販売業者」に対する対応は特段、恐れることはないものと思っていた（しかし、筆者は後から第三者説明時に、理解半分であったため、納得させるために大きな労力を伴い、ドエライ目にあうことになる）。

まず、問題は、品目毎に実施している GMP 査察である。本自治体における GMP 査察、各都道府県によって査察の手法はそれぞれで異なる。医薬品等製造業許可の要件として、GMP（製造管理と品質管理の基準）に適合しているか否かを確認するために、本自治体では、はじめから品目毎の査察を実施してきていたのだった（読者を洗脳するわけではないが、今後、同じような記載〈言い回し〉が何回か登場するのでご容赦を）。

　数十品目が全て「GMP 適合」で業許可更新 OK、としていた取り扱いが、今度は、品目毎に GMP 適合か否かを審査していくことになる。

　国としては、一律に査察基準を見直すようになることと、大きく変わるのは、今後、GMP 査察は「有料化」、新たに手数料を要する取り扱いに変わっていく、ということであった。

　GMP 査察の下地は、これまでに当課の後輩の功績で築かれていたことで、筆者としては、単純に、その内容をバージョンアップ、パワーアップすることが求められるようになるだろうと理解はしていたものの、予想だにしない闘いが待っていたのだった。

　GMP 査察は、「品目に応じた査察」として行い、筆者の経験上 1 品目を 2 日間で、主担当、副担当の 2 名対応。製造現場に立ち入っての対応は、原料の搬入のところから施設内を工程ごとに回り、事前に業者から簡単な製造工程の資料並びに重要工程として示された部分を念入りに確認する。その後、施設の会議室等に戻り、品目毎の作業標準書、製造指図書等の書類を確認しながら、主担当が質問し、施設の製造管理、品質管理責任者等から説明を受け、副担当が持ち込んだノートパソコンで発言の内容をメモとして記録しながら、実施していた。

　土日は休日なので、1 週間 5 日として、査察立入は、「月火」、「木金」で実施し、製造業の申請や相談は「水」曜日のみに固定して、対応していたのだった。

　それまで、品目毎の査察で、監視員二人が丸2日かけて、品目毎の製造管理や品質管理の状況を確認し、指摘事項を伝えていた。これは、ひとえに「上市されたら都道府県民に使用されていく医薬品等である」という責任を果たすために。また、製造業者が品質向上を図れるように対応するために、監視員が薬局や医薬品販売業者（小売業者）に立ち入る感覚であって、作業は大変であっても、手数料を頂くこと自体、全く頭に浮かぶようなことはなかったのであった。

　筆者としては、平成14年から、薬事担当班の一員として、このGMP査察についても査察要員の一人として製造業者に立ち入らなければならなかった。人員が少ないので当然ではあったが、まずは、その立ち入り後の査察レポートの作成が、正直に言うと、非常に痺れる対応となり、気も重く、試練の毎日となったのであった。

　再度、記載すると、査察は、主担当が業者側にGMP基準の項目に沿って尋ね、副担当がメモとして業者の回答を直接パソコンに打ち込み、本庁に帰還後、副担当が当該メモをUSBメモリーに落として主担当に渡し、主担当が、製造品目毎にGMP査察ファイルを作成した。
　メモに至っては、現場ではブラインドタッチで打ち込むものの、後から見て、同音異義語で意味不明なものになっていてわからなかったり、その場で修正しながら打てば、次の話に進んでしまっていて、追い付かなくなったり。間違っても、手を加えずにUSBメモリーをそのまま主担当に渡そうものなら、主担当は、「なんだ、暗号か？」とお手上げ状態になって、レポートは全く書けなくなるだろうし。とにかく、自宅に帰って、早いうちに記憶をたどり、呼び覚ましながら、そのメモを清書さながら作成、修正していかなければならなかった。なんだかんだ、土日の休みは、殆どパソコンの前に座っていた記憶しかない。

　本自治体で製造される品目は比較的多く、ローテーションを組んでも、1カ月に主担当、副担当で入れ替えても3回以上は立ち入ることに

なり、一つ出来ても、すぐ次の査察が回ってきて、時には同時並行で回ってくることもあり、作業要領の悪い、劣等生としか思えない筆者には非常に厳しいものであった。

　また、査察レポートの台紙はマイクロソフト社の「アクセス」ソフトを駆使して項目ごとにコメントを打ち込めるように、マクロ機能を上手にあしらって設計されていた。薬事担当班員の一人が相当頑張って作成していたのだった（しかし、よく、作ったよなー、すごいなー）。

　さて、その作成者（年下の班員）は仕事に対し、非常に厳しく、己自身にも厳しい分、筆者にも相当厳しかった（と思う）。
「GMP の適合性」調査の厳格さを極める度合いが、筆者とは雲泥の差で大きく異なり、いわゆる温度差が大きすぎ、筆者の「適正であれば少々内容が違っていても、項目が埋まっていれば OK ？」という感覚がとんでもなく「無責任」と映ってしまい、「こんなことは現場では言っていません」とか、「これは、過去にはこのような対応でしたが、今回の査察では違っているので、ちゃんと書き換えてください」とか、視点は「都道府県民のため」であるため、年下でもその正論に逆らうようなわけにいかず、実際に、どちらが上司なのかわからなくなるような指摘を受け、1 回、2 回、3 回と何度も修正を施したのであった。

　決裁をとるために A4 の査察ファイル（資料を入れたら厚さ 1 〜 2 cm）を時間をかけて作成して、班内の部下に回したら、おびただしい数の修正箇所の付箋を貼られて、あくる日に筆者の机の上に戻っている。筆者の査察レポートが酷かったことも反省しなければならないが、とにもかくにも、仕事の徹底、責任感の強すぎる後輩には何度も舌を巻いたものだった。
　ただ、今にして思えば、筆者よりも、付箋を貼り付けて、上司に対し「直してください」と伝える後輩のほうが、間違いなくもっと、大変だったはず、と思う次第である。

　あの時は、すまなかったなー、迷惑をかけたなー、いろいろとありがとなーと御礼を言いたい。それから約20年、今、その後輩職員は、当然ながら本庁で相当出世しているのだった。

　話を戻すが、アクセスソフトを駆使した「査察レポート」は、本庁薬務担当課のパソコンサーバーに過去のレポートがすべて保存されている。うまく説明はできないが、課のサーバーの容量不足なのか、パソコンのメモリーが追い付かないのか、アクセスの速度が遅くなってきていたのだった。しかし、これまで築かれていた下地は、どうしても見直していく必要があったのだった。

本庁での苦悩……予算取り等

　査察対応は（筆者にとっては）労力を要する責任のある業務として、「業許可更新までに全品目の査察」が追い付かない状況から班員の数を増やしてほしい等、筆者が配属になる数年前から総務部局に要望していたようであった。さらには、「薬事の担当班」では、自治体内の新規薬局の申請をはじめ、医薬品販売業に関することや無承認無許可医薬品に関する通報処理など、業務が多岐にわたっていたことも含め、医薬品等の査察を主対応とし、製薬企業に特化して指導できる新たな対応班を設置できるように、併せて総務部局に要望していたのだった。

　内容的には「これだけ事務処理に時間がかかり、大変なのだ」、「だからあと●人役は必要だ」とする業務の作業をいくつか切り分けて、それぞれに××時間がかかる旨云々を「数字で見える化」した資料を作成して総務部局に伝えてきていたものだった。
　筆者としては、その資料を作成するだけでも相当神経を費やしたのだろうと思われてならなかった。当該資料は引き継ぎのUSBに大きな容量で鎮座するように保存されていたのだった。

「とにもかくにも業務が大幅に変わる」GMP が許可要件から承認要件へ。品目毎に行っていた GMP そのものが、品目毎の製造承認の要件になる。

　これまでは、身も蓋もない言い方だが、業の許可の要件に過ぎないのであれば、GMP 査察は、事実上「十把ひとからげ」でも OK だったが、名目上、今後は、品目毎に細分化されるわけである。当時の担当の間では、まこと「えらいこっちゃ」「国際的なハーモナイゼーション」「相当面倒になるぞー」と戦々恐々となり、加えて、作成していた査察レポートが、今後は、閲覧できる、公表されることが予想されることから、レポートの内容をビジュアル的にも刷新することが必要と課長や班長から求められたのだった。

　まさに、行政として、医薬品等製造業者対応の受け皿を変える、変えなければならない過渡期、大きな転換期を迎えていたのだった。

　また、容量的に限界がきている GMP 査察のためのデータベース化している「ソフトの見直し、改修」のための新たな「ソフト開発の予算」を、どうしても確保しなければならなかったのである。

　「査察レポート」は、丸 2 日を費やして、製造所（製薬会社）と侃々諤々、品質向上を目指せるようにと薬事監視員が製造所の製造工程や機器のハード面と製造指図、製造記録、試験検査記録のソフト面を細かく確認し、GMP の適合性評価を行う、その評価の根拠となるのが行政側が作成するレポートであり、その作成がいかに大変かを総務部局、いわゆる財務管理担当課（の担当）に「現実的に」、「わかるように」伝えなければならなかった。

　後輩が努力して、アクセスを駆使して築き上げてきた評価根拠の「査察レポート」だったが、薬事行政がどちらを向いているのか、全くわかっていない事務系職員、財政担当の主計員と相対することとなるので

あった。

　主計員は、筆者が参考で持参した分厚いGMP査察レポートを手に取り、ほんの少し目を通すと同時に、「なにこれ？　ただの文字だけじゃん、これは誰が見るの？」「何のために必要なの？」「都道府県民から見て、この、作成が大変？とされるレポートは、一体、何になるの？」という、全くの門外漢の立場から、冷たく、とにかく非常に冷たく、厳しく問われることになる。

　ただ、これは、財政担当側の作戦であって、それぞれの担当課の本気度を確かめる手段のひとつで、担当課が本当に、心底予算を必要としているか、伊達や酔狂ではないかを篩にかける、第一段階の対応なのである。

　当課としては、是が非でも、新たなGMP査察システムの開発、改修費用が必要であったため、割り当てられた制限時間いっぱいに本自治体内の医薬品等の産業、生産状況等、全国の中での位置づけなどを理解させるところから入って説明したが、そもそも論として、医薬品の「製造業」と「製造販売業」との違い、「製造販売承認」の仕組みについての説明を要求・要望され、回答しなければならなかった。

　筆者は主計員に対し、「医薬品」が「食品」と比べて価格が高くなる理由、莫大な手間と時間をかけて製造していることを、まずは理解してもらうように説明した。
「食品」であれば、原材料を混ぜて、熱をかけ、形成し、製品化して出荷して終わりとなるが、「医薬品」は、「命にかかわるもの」で根本から違うものであって、製造のみならず、製品の品質管理、保証、確立した手法の検証が求められている。
「製造承認」は製造のための承認、「製造販売承認」は従来の製造承認に出荷判定、出荷後の上市、販売後の安全確認等調査までの規定も加わ

り、国が、いわゆる「本社責任」を明確にする承認制度を設けるようにしたもの（薬害、ソリブジン事件、代表的なエイズ訴訟、社会問題となった出来事を主計員が何も知らないとは言わせない）。

　来年度から薬事法改正施行の下で、医薬品は、その製造手法や手順の内容、併せて品質管理に必要な項目や内容について、さらに、その品質管理手法について、その手法が妥当なのかを確かめる、検証する方法をも確立させる。しかも、すべて、製造する医薬品の品目毎に文書化、マニュアル化され管理されていることが、新たに定められるのである。

　当自治体のみならず、全国横並びで、薬事監視員は、製造所現地に出向き、事細かな基準が守られているか、品目一つ一つを、各製造販売業者（大本の本社）が示すマニュアル通りに製造、作成、管理されているか、不備はないか、手法から逸脱がないか等の確認をする。
　自治体として、自治体の責任で、適合か不適合かを判断するわけだが、人様の命を左右する医薬品なので、判断も、相当慎重になる。

「適合」も「不適合」も単純に○×だけを示せばよい、というものではなく、「適合」「不適合」と判断した根拠を明確に示す必要があり、査察レポートを公表する場合も出てくるかもしれない。

　いい加減な評価をして、本来不適合の医薬品を世に出したら、それこそ、責任問題で大変になるし、本自治体で適合として出荷した製品で、もし、国民に健康被害がでたら、製造元の自治体の知事の責任になって、謝罪会見にもなるし……そんなことは絶対させたくないですよね？と主計員を脅すようなことまで言ってしまうのだった。

「『文字ばかりの査察レポート』はこれまでの制度では、外に出ることはなかったが、今後は、根拠書類として、外に出ていくこともあるわけで、さらにこれまで以上に確認項目も増えることから、業務処理の運営

上、レポート作成のシステムの改修が、どうしても、是が非でも、必要になる、どうか、これだけは、よろしくお願いしたい……」とひたすら懇願するしかなかった。

　筆者は、立て板に水の如く、気迫をもって、とことん説明した。
　主計員は、自治体の予算を新たに捻出することに、相当、神経質になり、ある程度までは事前資料で、要査定か・ゼロ査定にするのかを既に決めていたのかもしれない。

　最終的に決め手となったのは、筆者の気迫でも何でもなく、かく言うGMP査察には「手数料」が発生し、本自治体への莫大な収入源になっていくこと、であった。この話をしたとき、筆者の目には、主計員の他、財政サイドの職員の対応が、まさに手のひらをひっくり返すかの如く、変化したように見えたのだった。

「査察の手数料としてはどれぐらいになるのか？」
「査察対応は、2人役×2日、査察レポートの作成に数日、他の自治体と横並びで確認が必要かもしれないが、最低でも10万は掛かるだろう」
（超どんぶり勘定のハッタリをかます）
「当自治体では、何品目製造されているのか」
「今すぐに正確な数字は用意してないが、年間100品目の査察で許可期間が5年なので、単純に500程度はあると思う」
「とすれば、単純に1年で1千万円？」
「そのぐらいは軽ーく見込めると思う」（大ハッタリになった）
　後から、査察の手数料は都道府県横並びで調整され、確か、国が一律な金額を示したが、査察の内容にもよるが「10万円程度」は、結果的にハッタリではない価格となっていた。

　しかし、財政担当課としては、当課に予算査定で、GMP査察のためのシステム開発費に収入になりそうな数字1千万円をそのまま付けてく

れるわけがなく、今度は、新たにシステム開発費用でどれぐらい必要なのか、積算根拠を明確に示すように、との宿題が課せられたのだった。

　本来ならば、複数の業者に相見積もりを掛けて、具体的に費用がどれぐらいかかるのかを正確に確認すべきであったが、財政担当課への査定資料の締め切りも近く、すっかり窮地に立たされてしまった。

　筆者としては、他の査察スタッフに対し、システムをどんな形にしていきたいか、要望的に意見を確認しながら、班長らと協議を重ねた。当自治体の薬事監視員として、ある程度具体的にインプットする情報を明確に示し、出来上がってアウトプットされる、理想となる公表前提のレポートの様式を紙面に示せるようにして、過去に、当課のパソコン関連の他のシステムで改修作業を委託した業者に、試しに相談をしてみたのだった。

「今後、システム導入で入札を掛けて、一律の条件を示して業者に依頼するようになると思うが、プロの目からザッと見て、（このGMPシステムは）どのぐらいの開発費用が掛かると思うか？」
「かなり、大変な作業になると思われるので……かかる作業時間と人件費とノウハウ等技術料から、500万から1000万ぐらいかなー」
（……あー、やっぱり、そんなに掛かるのかー……）
　当時は当該業者の見解のみを鵜呑みにし、詳細の積算根拠を作成して、詳細までは覚えていないが、積算額を500万だったか600万だったか、財政担当に資料を示し、査定を待った。

　財政担当からは自治体全体の予算を割り振る中で、トップダウンで重要施策として急遽、組み入れられる事業が出てきた場合などは他の事業のために予算を減らされたり、最悪の場合、消されたりすることもあることを聞かされていた。

　結果、査定は、「400万円」と知らされたのだった。

　システム開発費としては1業者の見解を頼りにしていたので、「あー、足りないっ！」ということで、筆者の交渉力量の不足……、班員に謝らなければ……と大きく落胆してしまった。

　しかしながら、課に戻ると、様子が違い……「おー、よかった、よかった、ゼロ査定にならず、予算が付いた、でかした、でかしたー」と課長と班長が喜び、筆者は、大きく賞賛され、称えられたのだった（あれで、よかったのかなー??）。

　この財政担当課主計員との闘いは、平成16年度予算のために、平成15年度の夏から冬にかけて侃々諤々、行われたのだった。

　平成16年度中に、平成17年度からのGMPの承認要件化に備えたシステムの改修を実施することになる。GMP査察担当と協議し、希望するアウトプットのレポートの完成予想図となる、制作指示書を入札対象リストに掲載している業者にばら蒔き、一般入札として、各業者からの提示価格を比べていく。もし、全ての事業所で400万円以上を提示されたら、再度、条件を変えて、入札を掛けていく。

　集まった十数社の提示額、高い者は1千万を超えていた。大体、500万～800万が多く、参考意見を求めた業者の見込みがほぼ、当たっていたのだった。

　これは、再入札か？　と思われた中で、思わず、目を疑う価格が提示されていた。

　1社のみ「100万円」の提示だった（え？　一桁、間違い？　とも思ったが、間違っていなかった）。価格破壊か？　大丈夫なのか？　業者名を示すことはできないが、入札価格は（確か）その場で公表し、100万円を提示した業者に残ってもらい、早速面談した。すると、……「この作業、任せてください。できます」と力強く、自信に満ちあふれて、目に鋭い気迫も感じられた。「すぐにでも取り掛かりたい」と主張

されたことで、即日、一切を任せ、作業に入ってもらったのだった。

　単独「アクセス」のデータベースから「オラクル」データベースへ。これまでに作成されたアクセスデータベースはそのまま生かされて、オラクルに保存される。査察時にはノートパソコンにオラクルからアクセス仕様でレポートファイルを USB で取り出し、立ち入り時に従来のアクセスでデータを入力、新しい情報を付け加えていく。データには写真を貼り付けられるようにするなど、ビジュアル性も向上し、さらに業者や製造品目の検索、取り出しも格段に速くなったことなど、一気に改良されたのであった。

　業者の作業は、薬事監視員が査察に応じて、データの出し入れを行っているが、並行して、短いスパンで機能を確認しながら、監視員の理想として求めるレポートの仕様に近づかせながら、第三者も興味が湧く（かもしれない）レポートが作成できるようになっていった。システムは継続したメンテナンスが必要になり、その後も数年は、当該業者と随意契約を結びながら、改良を施していくのであった。

　さらに、総務部局も動き、平成 17 年度から薬事担当の班は二分され、製造業対応に特化した製薬指導の単独班を置くようになり、班長を含め 6 人体制で、査察等の対応を行えるようになっていく。

　平成 17 年度からの GMP 承認要件化に伴うシステム改修も、ひとまず間に合い、査察も順調に行われるようになっていったのだった。
　（筆者は、その 17 年度まで製薬指導の担当班に在籍し、18 年度には異動となった）

第6章　環境行政への対応

　これまでで、抜けている年度は……、まだこんなにたくさんある
……。

①平成8～10年度の3年間：E保健所・環境担当課
②平成11～13年度の3年間：F保健所・環境衛生と薬事の担当班
　（D保健所と同じ業務）
③平成18年度の1年：F保健所・環境担当課（E保健所と同じ業務）
④平成19～20年度の2年間：G保健所・環境担当課・廃棄物担当の
　班
⑤平成21～22年度の2年間：本庁感染症担当の課……新型インフル
　エンザと対面……
⑥平成23～26年度の4年間：B保健所・環境担当課・環境と廃棄物
　担当の班
⑦平成27～30年度の4年間：薬務担当課・3年間は麻薬毒劇物の担
　当班
⑧平成31（令和元）～令和3年度の3年間：B保健所・技術担当の管
　理職……コロナ禍
⑨令和4年度の1年：A保健所・技術担当の管理職……コロナ禍
　※退職前の4年間は、ほぼコロナ禍との闘いに費やされ、抜き出し
　　て特化した手記を作成している。

「環境と廃棄物」としては、上述の抜けている年度として記載した
①③④⑥の時代をまとめる形で記載していきたい。

　①平成8～10年度、E保健所の生活環境担当課の班では、主に環境

保全用務を担当した。班員は班長と班の上司と筆者、の３名であった。

③平成18年度、Ｆ保健所の生活環境担当課の班、人数が少なく、環境保全用務と廃棄物用務に対応。班員は筆者を含めて２名。

④平成19〜20年度、Ｇ保健所の生活環境担当課の廃棄物対策担当班で班長として対応。班員は筆者を含めて４名。

⑥平成23〜26年度、Ｂ保健所の生活環境担当課の各種用務、主には廃棄物用務。ここでは、環境指導の班長２年、生活環境担当の課長１年、廃棄物専門の担当１年、と４年間に同じ保健所で２階級の昇進を受けている（殉職ではない）。

所管法令は、

- 環境基本法
- 水質汚濁防止法
- 大気汚染防止法
- 瀬戸内海環境保全特別措置法
- （自治体が定めた）公害防止条例
- 水道法
- 土壌汚染対策法
- 廃棄物の処理及び清掃に関する法律
- 浄化槽法
- 使用済自動車の再資源化等に関する法律
- フロン類の使用の合理化及び管理の適正化に関する法律

等である。

水関係

①のＥ保健所時代、当時はまだ、各保健所に試験検査室があり、一般

住民の生活に供する試験検査として飲料水の依頼検査を受けていた。

　飲料水は通常、水道水を利用されている方が殆どであろうが、水道が通っていない地域もある。

　昨今としては、少なくはなったが、水道は通っていても井戸水を使い続けている御家庭もある。

　保健所では、そのような方々のために、12項目からなる飲料水検査に対応していた。

　もちろん有料で、4000円程度の手数料を自治体の証紙で納付していただいていた。

　細かな検査項目はさておき、井戸水には抜き打ちで浅いもの、ボーリングで深いものと様々であるが、素人目から見れば、地下水は、夏は冷たく、冬は温かい、地層でろ過されている「きれいな水」を想像する。

　ところが、集落等の歴史が長いと、汲み取り便所の便槽が残っていることがあり、その周辺では大腸菌群が検出される場合が多い。

　便槽が壊れている場合などは、し尿が地下水系に混ざり込むことを想像してもらいたい。

　10m以上と相当深いものであっても、大腸菌群は浸透し、しっかりと検出されたのだった。

　保健所に依頼される方々で、水道が通っておらず、生活に供する水が井戸しかない、という地域の方々は殆どなく、大概は、「タダだから、飲めるものならば飲みたい」という方が多かった。

　井戸水を生活に供する飲料水で使用されるような方には、月1回の検査、できなければ、少なくとも3カ月に1回以上は確認されることを勧めていた。

　というのも、上司からの解説では、「地下水は、昨日OKでも今日はダメ。今日からダメ」という例に何回か遭遇したらしく、やはり、一度でも大腸菌群が検出されると、その後の検査では、陰性になる例は非常

に少ない、とのことであった。

その場合には、散水に使用する、器具の一次洗浄水とする、などで飲用は控えるようにと指導を行うのであった（「煮沸すればOKですか？」には、「OKです」と伝えた）。

日本の「水道」の供給体制は世界一と思われる。低廉で常に安心して飲用できる。安全に支障ない濃度で一律に塩素消毒が施されているのである。
旅行慣れした人からは、諸外国では、そのままの水道水は、決して安全ではなく、信用ができないので、まず、絶対に飲まないと聞く。
水を飲む場合は、「ミネラルウォーターを購入して飲め、生の水道水を飲むと、おなかを壊すぞ！」と教えられることが多いようである。

井戸水をはじめ塩素消毒が適正に施されていない水は「決して、安全ではない」ということをお伝えしておきたい。

なお、現在、保健所では井戸水等の飲料水検査を実施することはなく、民間で対応可能なものは民間に下ろされて、各地域にある一般の試験検査機関で実施されるようになっている。

----

①③④⑥に共通して、水質汚濁防止法、大気汚染防止法については、公害防止を司る法律である。
「水質汚濁」とは、水を汚す、河川や海を汚す、ということ。「大気汚染」とは、大気中の空気を汚す、ということになり、二つとも「防止法」が付き、汚すことを防止するという法律となる。当たり前と言えば当たり前だが……。

その他に「悪臭防止法」「騒音規制法」「振動規制法」があるが、こ

の三つは主に市町村で所管する。都道府県（保健所設置市等政令市含む）では水質汚濁防止法、大気汚染防止法を所管する。理由は、悪臭・騒音・振動は地域としてピンポイント、局地的な狭い範囲の公害対応となり、一義的に市町村対応で賄い、大気や水となれば、広範囲な公害となりうる恐れが強く、より広域の都道府県が所管する、ということである。

　法の規制の対象となるのは、水質汚濁防止法で言えば、河川や海を汚すことに繋がる、排水を流す元凶となる「特定施設」を持っている特定事業場、大気汚染防止法で言えば、大気、空気を汚すことに繋がる、汚れる空気を流す元凶となる「特定施設」を持っている特定事業場となる。

➤水質汚濁防止法に基づく特定事業場、特定施設とは

　公共用水域である河川や海に排水を放出する事業場、例えば、東京湾や伊勢湾、北九州の洞海湾、さらには広く瀬戸内海の沿岸に面して建っている工場では、ほぼ全部の事業場に特定施設を有していると思う。

　食品の製造業者であれば、原料処理施設で物を捌けば、洗浄のために水を流すなど、作業を行う場所毎に水を使って生産に繋げている。

　ここで言う特定施設とは、「原料処理施設」そのものである。工程別に「洗浄施設」、「湯煮施設」「圧搾施設」「ろ過施設」「脱水施設」「濃縮施設」「精製施設」が設けられていれば、それぞれがすべて「特定施設」となる。

　水質汚濁防止法施行令第1条に掲げる別表1を確認すると業種別に74項目、項目別に、それぞれ該当する特定施設が掲げられている。

　スポット的に例を挙げれば、74項目のうちのひとつで、23番目に「パルプ、紙又は紙加工品の製造業の用に供する施設」がある。その中の特定施設がイ～ルであり、11施設が次のように掲げられている。

　二十三　パルプ、紙又は紙加工品の製造業の用に供する施設

イ　原料浸せき施設

ロ　湿式バーカー

ハ　砕木機

ニ　蒸解施設

ホ　蒸解廃液濃縮施設

ヘ　チップ洗浄施設及びパルプ洗浄施設

ト　漂白施設

チ　抄紙施設（抄造施設を含む。）

リ　セロハン製膜施設

ヌ　湿式繊維板成型施設

ル　廃ガス洗浄施設

　新規で、このような「紙の加工品の工場」を設置したい旨保健所で相談を受けた場合には、非常に大掛かりな設備を建設していくことが予測され、先ずは、事業所から設置の計画書を示されるものになると思われる。

　また、後にも触れるが、水質汚濁防止法と共に、規模が大きければ、熱源となる、燃焼能力の高いボイラーを設置する可能性もある。その場合は、大気汚染防止法の特定施設も有することとなる。ばい煙発生施設を有する施設も同時に設置されることが予想され、法律別にダブルの届出を必要とするのである。

➤排水への規制

　さて、とりあえず、「排水」であるが、もちろん垂れ流し的に汚濁水を公共用水域である海や河川にバンバン流していいわけがなく、公共用水域に汚濁水が排出される場合には、大概は事業所毎に「汚水処理施設」を配備し、常識的な対応として、汚濁物が極力少なくなるように、汚泥等を取り除き、処理された上で放流されているのである。

　筆者が当自治体に奉職した年が昭和63年だったが、公衆衛生学や高校の現代社会等でも、さらに30年以上遡った時代の工場排水を原因とす

る公害病の発生について学ばれたことと思われる。水質汚濁関係の公害
で代表的なものでは、水俣病、第二水俣病やイタイイタイ病が挙がる。
　それぞれの疾患の詳細はネット等を利用し、確認いただければ、いく
らでもアプローチ可能なので説明は省略するが、そもそもの「水質汚濁
防止法（水濁法）」の制定は、立ち遅れること昭和45年であった。
　戦後の経済の高度成長に伴い、工業等生産活動が盛んな一方、公共用
水域への廃液や排水に関する規制が後追いとなり、当初、重篤な病が発
生したときには、原因を突き止めていくところから始まるが、数年の年
月を要し、究明後も規制を定めるべく水濁法の制定に至るまでには、さ
らに数年を経ることになる。

　制定された水濁法第一条（目的）として条文をそのまま掲載すると、

　　「この法律は、工場及び事業場から公共用水域に排出される水の排
　　出及び地下に浸透する水の浸透を規制するとともに、生活排水対策
　　の実施を推進すること等によって、公共用水域及び地下水の水質の
　　汚濁（水質以外の水の状態が悪化することを含む。以下同じ。）の
　　防止を図り、もつて国民の健康を保護するとともに生活環境を保全
　　し、並びに工場及び事業場から排出される汚水及び廃液に関して人
　　の健康に係る被害が生じた場合における事業者の損害賠償の責任に
　　ついて定めることにより、被害者の保護を図ることを目的とする。」

とある。

　このように「損害賠償の責任について」云々と法で規定されるまでの
間の被害者の苦しみは計り知れず、元凶となる原因物質の排出者のみな
らず、国側にも責任を求めながら、訴訟や損害賠償額等が徐々に審議さ
れていったものと思われる。
　水俣病と第二水俣病では、脳の神経障害発症の原因となった物質はメ
チル水銀であった。

イタイイタイ病は鉱山の鉱業所から排出されたカドミウム等重金属によるものであった。

水濁法第二条第2項第1号及び第三条第1、2項に二つの有害物質に関係した排水基準を定める根拠条文を掲載する。

第二条（第1項　略）
2　この法律において「特定施設」とは、次の各号のいずれかの要件を備える汚水又は廃液を排出する施設で政令で定めるものをいう。
　一　**カドミウムその他の人の健康に係る被害を生ずるおそれがある物質として政令で定める物質**（以下「有害物質」という。）を含むこと。

第三条　排水基準は、排出水の汚染状態（熱によるものを含む。以下同じ。）について、環境省令で定める。
2　前項の排水基準は、**有害物質による汚染状態にあつては、排出水に含まれる有害物質の量について、有害物質の種類ごとに定める許容限度とし**、その他の汚染状態にあつては、前条第二項第二号に規定する項目について、項目ごとに定める許容限度とする。

人の健康に係る被害を生ずるおそれのある物質（有害物質）〈28項目〉

有害物質の種類	許容限度
カドミウム及びその化合物	1 L につきカドミウム0.03 mg
シアン化合物	1 L につきシアン1 mg
有機燐化合物（パラチオン、メチルパラチオン、メチルジメトン及び EPN に限る。）	1 L につき1 mg
鉛及びその化合物	1 L につき鉛0.1mg
六価クロム化合物	1 L につき六価クロム0.5 mg
砒素及びその化合物	1 L につき砒素0.1mg

水銀及びアルキル水銀その他の水銀化合物	1Lにつき水銀0.005mg
アルキル水銀化合物	検出されないこと。
ポリ塩化ビフェニル	1Lにつき0.003mg
トリクロロエチレン	1Lにつき0.1mg
テトラクロロエチレン	1Lにつき0.1mg
ジクロロメタン	1Lにつき0.2mg
四塩化炭素	1Lにつき0.02mg
1,2-ジクロロエタン	1Lにつき0.04mg
1,1-ジクロロエチレン	1Lにつき1mg
シス-1,2-ジクロロエチレン	1Lにつき0.4mg
1,1,1-トリクロロエタン	1Lにつき3mg
1,1,2-トリクロロエタン	1Lにつき0.06mg
1,3-ジクロロプロペン	1Lにつき0.02mg
チウラム	1Lにつき0.06mg
シマジン	1Lにつき0.03mg
チオベンカルブ	1Lにつき0.2mg
ベンゼン	1Lにつき0.1mg
セレン及びその化合物	1Lにつきセレン0.1mg
ほう素及びその化合物	海域以外の公共用水域に排出されるもの1Lにつきほう素10mg
同上	海域に排出されるもの1Lにつきほう素230mg
ふっ素及びその化合物	海域以外の公共用水域に排出されるもの1Lにつきふっ素8mg
同上	海域に排出されるもの1Lにつきふっ素15mg
アンモニア、アンモニウム化合物、亜硝酸化合物及び硝酸化合物	1Lにつきアンモニア性窒素に0.4を乗じたもの、亜硝酸性窒素及び硝酸性窒素の合計量100mg

1,4-ジオキサン	1 L につき0.5 mg

備考
1 「検出されないこと。」とは、第2条の規定に基づき環境大臣が定める方法により排出水の汚染状態を検定した場合において、その結果が当該検定方法の定量限界を下回ることをいう。

2 砒(ひ)素及びその化合物についての排水基準は、水質汚濁防止法施行令及び廃棄物の処理及び清掃に関する法律施行令の一部を改正する政令（昭和49年政令第363号）の施行の際現にゆう出している温泉（温泉法〈昭和23年法律第125号〉第2条第1項に規定するものをいう。以下同じ。）を利用する旅館業に属する事業場に係る排出水については、当分の間、適用しない。

環境省の定める一般排水基準として掲載

https://www.env.go.jp/water/impure/haisui.html

　令和の現在、これらの項目は、「一律排水基準」とも言われ、水濁法の特定施設からの排水で、許容限度を超えて公共用水域に放流されれば、排水基準違反として、罰則の適用も受けることになる。

　保健所職員、環境衛生監視員としては、事業所に対し、カドミウム等重金属の許容限度を超えた排水、アルキル水銀をほんの少しでも含んだ排水を公共用水域には絶対に流させてはいけないのである。

　前にも触れたが、新規の事業場で、これら28項目の有害物質を排出する可能性がある場合には、ほぼ、当然ながら、管轄の保健所で事前相談時に説明を受けることになる。

　各都道府県単位の各保健所では、毎年、有害物質を排出する可能性がある事業所の工場排水調査を行い、衛生監視を実施しているところである。

　なお、筆者が、環境業務に携わっていた中で、工場の排水調査において、許容限度を超えた有害物質が検出された事例は経験していない。

　「人の健康に係る被害を生じるおそれのある物質（有害物質）」は一律的な規制で分かりやすいが、もう一つ「水の汚染状態を示す項目（生活環境項目）」がある。

　筆者は、この関係では、少し難儀したこともあり、整理上あえて分けて記載することにした。

　生活環境項目となる種類と許容限度を示すが、これらは公共用水域への１日の平均的な排水量が50m³以上の特定事業場に基準が適用されることになる。

その他の項目（生活環境項目）〈15項目〉

項　　目	許容限度
水素イオン濃度（水素指数）（pH） 　海域以外の公共用水域に排出されるもの 　海域に排出されるもの：	5.8以上8.6以下 5.0以上9.0以下
生物化学的酸素要求量（BOD）	160 mg/L （日間平均120 mg/L）
化学的酸素要求量（COD）	160 mg/L （日間平均120 mg/L）
浮遊物質量（SS）	200 mg/L （日間平均150mg/L）
ノルマルヘキサン抽出物質含有量（鉱油類含有量）	5 mg/L
ノルマルヘキサン抽出物質含有量（動植物油脂類含有量）	30 mg/L
フェノール類含有量	5 mg/L
銅含有量	3 mg/L
亜鉛含有量	2 mg/L
溶解性鉄含有量	10 mg/L
溶解性マンガン含有量	10 mg/L
クロム含有量	2 mg/L
大腸菌群数	日間平均3000個 /cm³
窒素含有量	120 mg/L （日間平均60 mg/L）

| 燐含有量 | 16 mg/L
（日間平均 8 mg/L） |

備考

1. 「日間平均」による許容限度は、1日の排出水の平均的な汚染状態について定めたものである。

2. この表に掲げる排水基準は、1日当たりの平均的な排出水の量が50 m³以上である工場又は事業場に係る排出水について適用する。

3. 水素イオン濃度及び溶解性鉄含有量についての排水基準は、硫黄鉱業（硫黄と共存する硫化鉄鉱を掘採する鉱業を含む。）に属する工場又は事業場に係る排出水については適用しない。

4. 水素イオン濃度、銅含有量、亜鉛含有量、溶解性鉄含有量、溶解性マンガン含有量及びクロム含有量についての排水基準は、水質汚濁防止法施行令及び廃棄物の処理及び清掃に関する法律施行令の一部を改正する政令の施行の際現にゆう出している温泉を利用する旅館業に属する事業場に係る排出水については、当分の間、適用しない。

5. 生物化学的酸素要求量についての排水基準は、海域及び湖沼以外の公共用水域に排出される排出水に限って適用し、化学的酸素要求量についての排水基準は、海域及び湖沼に排出される排出水に限って適用する。

6. 窒素含有量についての排水基準は、窒素が湖沼植物プランクトンの著しい増殖をもたらすおそれがある湖沼として環境大臣が定める湖沼、海洋植物プランクトンの著しい増殖をもたらすおそれがある海域（湖沼であって水の塩素イオン含有量が1リットルにつき9,000ミリグラムを超えるものを含む。以下同じ。）として環境大臣が定める海域及びこれらに流入する公共用水域に排出される排出水に限って適用する。

7. 燐含有量についての排水基準は、燐が湖沼植物プランクトンの著しい増殖をもたらすおそれがある湖沼として環境大臣が定める湖沼、海洋植物プランクトンの著しい増殖をもたらすおそれがある海域として環境大臣が定める海域及びこれらに流入する公共用水域に排出される排出水に限って適用する。

　※「環境大臣が定める湖沼」＝昭60環告27（窒素含有量又は燐含有量についての排水基準に係る湖沼）

　※「環境大臣が定める海域」＝平5環告67（窒素含有量又は燐含有量についての排水基準に係る海域）

https://www.env.go.jp/water/impure/haisui.html

「公共用水域へ1日50m³以上の排出する特定事業場」であるが、有害物質は流さないものの、食品や化学工業の工場の汚水処理後の排水に対しての許容限度となるわけだが、本国では、もう一つの排水の基準、法律としては「環境基本法」で定める「環境基準」があり、「維持されることが望ましい基準」として、行政上の政策目標、国や地方自治体の目標として、その確保を図れるように定められた基準が示されているのである。

　有害物質では、生涯にわたり連続的に摂取（毎日2リットル）しても健康影響が生じない水準に設定して、水濁法の排水基準より10倍厳しく、例えば、カドミウム及びその化合物としては、0.003 mg/L以下、シアンやPCBは「検出されないこと。」となっている。生活環境項目としては、環境保全上では、河川ではBOD値が10 mg/L以下、海域ではCOD値が8 mg/L以下と定めており、水を利用した場合に障害や不快感を生じないように設定しているとのことである。

（環境科学国際センター：ニュースレター第38号〈平成30年1月発行〉「環境基準、排水基準はそれぞれどんな意味があるの？」参照）

　そこで、（筆者が勘違いしていなければ）水濁法の一律の排水基準だけでは、環境基準の達成が困難になる地域（東京湾・伊勢湾・瀬戸内海）においては、「総量規制基準」を設けて排出水の「汚濁負荷量」の許容限度として適用される基準を定めており、筆者の勤める自治体の知事が定める総量削減基本方針に基づく削減目標量を達成するために、特定施設に応じて定められた負荷量を超えないように指導してきているところである。

　いわゆる、汚水を薄めれば、濃度的な規制はクリアできるが、計画された排水量を増やすことなく、COD等の排出される総量（重さ）を減らす努力を企業に求めていくもので、相当に厳しい対策を、各地域の閉鎖系の海域（東京湾・伊勢湾・瀬戸内海）に面する自治体合意の上で汚濁負荷量の削減のための計画が立てられるのである。また瀬戸内海にお

いては、「瀬戸内海環境保全特別措置法」（以下「瀬戸法」という）に基づき、新規に特定施設を設置する場合や排水量が増える場合は、許可制を敷き、瀬戸内海に面する全自治体に環境影響評価を示して一定期間縦覧して、意見を求め、支障なければ許可を下すという極めて厳しい体制を取っているのであった。

CODは昭和55年度途中から、窒素とリンは平成14年度途中から総量規制が適用されて、現在に至っている。

その結果として、閉鎖系のヘドロで汚れた海域は、徐々に浄化が進み、現代においては、魚も水揚げされるようになるなど、各段の改善が図られていくのであった。

さて、筆者が難儀したこととして、E保健所には、閉鎖系海域に通じる河川へ50 m³/日以上を排出する、とある食品関連の事業場（以下「X工場」とする）があり、その河川への廃水に関する苦情対応を行ったことだった。

廃水の苦情とは、河川として無色のはずのものが、濁ってはいなかったが、茶褐色となり気味が悪く映り、住民から保健所に通報してこられたものであった。

生活環境項目に「色」に関する規制はない。

濁りもなく、浮遊物質量（SS）も許容限度を超える気配もないのに、色が茶褐色となっていた。

筆者は、X工場に立ち入り、住民苦情があったことを伝え、「お願い」ベースで改善を図れるように指導したところ、数年前に提出されているX工場の設備図面と大きく異なっていたことが分かったのである。

X工場の排水量は50 m³/日を超えており、当自治体では、瀬戸法が適用されるため、完全な無届、無許可の違反となるのであった。

　Ｘ工場としては、排水処理施設を有し、環境への負荷に配慮はしているものの、肝心の瀬戸法や水濁法に係る特定施設の追加や排水量の増加に伴う環境影響評価を含めた許可申請を行わなければならないことを全く把握していなかったのだった。

　また、本庁としても過去において、これほどまでに無頓着な事業所もなかったと、怒りよりも唖然となる方が強かったようである。

　ただ、Ｘ工場としては、有害物質の廃水該当はなく、生活環境項目についても、これまでに排水基準に違反となる排水はなかったようであった。
　自治体本庁は、行政指導として、Ｘ工場に対し、環境法令の遵守徹底、現状の体制を精査させ、旧施設を更新したもの、増設したものを新規施設として掲げ、現事業に沿った排水量を見直した条件で環境影響評価を行わせ、特定施設設置の許可申請を作成し、関係自治体への縦覧に供するのであった。

　Ｘ工場では、改めて施設改善を徹底し、河川の茶褐色になった廃水については、排水処理施設に活性炭による脱色行程を絡ませ、完全に無色透明にまでは至らなかったが、大幅に改善された。その後、住民サイドからの苦情は、無くなった。

　環境負荷への配慮に係る業務に造詣の深い衛生監視員から見れば、小さなエピソードになるかもしれないが、Ｘ工場の指導対応は、環境業務１年目の筆者としては、相当骨の折れた業務となったが、非常に貴重な経験も積めたのであった。

　排水の延長で、水濁法の特定施設を持つ事業場には、排水基準が示されているが、次は、一般住民の立場での家庭排水についても浄化対策事

業があるので触れてみたい。

　読者の方々のお住まいには、上下水道が完備されているだろうか。

　筆者が小学生の頃（昭和40年代）、人口100万人を超える政令指定都市に住んでいたものの、山地に住居があったことで、上水道は通っていたが、下水道はまだまだ、整備前であった。

　ということで、し尿は汲み取り処理を行い、生活排水は垂れ流し、側溝水路から直接河川や海域に流していたものと思われた。

　1世帯であれば環境負荷も小さいが、やはり、多世帯ともなれば、環境負荷は当然大きくなるので、各地方自治体では下水道を普及させて、終末処理場で浄化した排水を公共用水域に放流できるように政策を推し進めていき、年々普及率を上げるように対応してきているところである。国土交通省によれば、東京都23区内では平成6年度末に人口普及率100%を達成、多摩地域も平成19年度末に97%になっているとのことで、都会ほど着実に公共用水域の水質改善が進んでいるものと思われる。

　やっぱり人口が多いところが税収も多く、下水道の普及も進む、ということになるのだろうか。それは一概には言えず、国内のそれぞれの街々において、都市化はまちまち、集落の発生の経緯や度合い、土地自体の起伏や河川・地下水系などの条件、下水道工事が物理的に実施できないところもある。

　では、そのようなところは、未来永劫、生活排水は垂れ流し、し尿は汲み取り処理ということになってしまうが、生活環境レベルを高めるアイテムが立派に存在する。

　それは、「合併処理浄化槽」である。……そんなオーバーに言うことはないが、下水道が普及していない地域の方々、すべての世帯で合併処理浄化槽を設置して、家庭排水処理を適正に対応していただければ、国単位で河川等公共用水域の環境基準を達成できるものなのだろう、と思う次第である。

　当自治体では、合併処理浄化槽を設置される世帯には市町村自治体を通して、それぞれで設置する区域や地域に考慮して補助金が交付されている。

「区域や地域に考慮」というのは、各市町村で下水道整備の計画が立たない場所としての考慮、という意味で、補助金交付を受けるということは、ほぼ未来永劫下水道が敷かれない地域ということに他ならないわけであり、補助金交付は「良し悪し」のようである。

　浄化槽の設置、管理や取り決めを規定している法律が、「浄化槽法」である。

　浄化槽は「毒を以て毒を制す」という言い方は乱暴かもしれないが、活性汚泥による好気性細菌を利用して、し尿や雑排水の有機物を分解して、汚水を浄化させて放流させる装置と説明しているが、いろいろな種類があり、各自で確認してもらいたいところである。

　人の「し尿」「排泄物」の廃棄物区分としては、一般家庭からのゴミ、廃棄物であって、「一般廃棄物」に分類され、市町村自治体で責任をもって処理されているところである。

　いわゆる汲み取り便所では、御家庭の便槽からバキュームカーにより吸い取って集め、市町村の終末処理場に持ち込んで、処理され、浄化された処理水は公共用水域に放流、沈んだ汚泥は引き抜いて市町村の処分場に埋め立てるなどで処分される。

　汲み取りの便所では、特段の管理は必要としないが、「合併処理浄化槽」の設置者には、浄化槽法に基づき、適正使用されるように三つの義務が課せられている。

　①保守点検、②清掃、③年1回の法定検査である。

　快適な生活を送れるように、高額なお金を掛けて設置しているうえに、さらに義務も生じることにはなるものの、適正に使用されなけれ

ば、不完全処理の汚水を排出してしまうおそれもあり、注意は絶対に必要である。

①と②は、都道府県で浄化槽保守点検業の登録をしている事業者、各市町で一般廃棄物処理業、一般廃棄物収集運搬業の許可を取得している事業所が実施する。

また②の「清掃」というのは、処理された有機物の残骸となって沈んで溜まった汚泥の引き抜きに該当するものである。

家を改築さえしなければ、2世、3世……と、ひ孫以上の代まで、「浄化槽」は末永く使用してもらいたいものである。

保健所の環境衛生監視員の立場では、①②③の三つの義務を果たしてもらうように指導するのであるが、どうしても、全国的に③の法定検査の受検率が低いため、都道府県全体で大きな課題を生じているところである。

下水道の普及率が低いところほど、当然、合併処理浄化槽の設置基数は多くなり、現在、当自治体では、浄化槽の法定検査を自治体職員で対処できないため、検査機関として、「浄化槽協会」に検査を委託している。法定検査は、国家資格を持った浄化槽検査員が、浄化槽の設置者宅に出向き、浄化槽の蓋を開けて各項目の水質検査を実施している。

①の保守点検でも蓋を開けて点検しているが、③の法定検査で第三者としての使用浄化槽の状況確認ができ、筆者としては、浄化槽使用者にとって有益なものと捉えているが、設置者側としては、保守点検の延長と考えてしまうようで、検査を受検しない者も少なからずいるため、そのことが受検率低下の主原因になっているようである。

法定検査では、水質検査の状況、浄化槽内部の水位、1年に1回の清掃状況など項目ごとに客観的に適正、不適正を判定し、検査結果通知書として浄化槽使用者（管理者）に示している。

その中で、昨今では環境意識が高い方も増えていて、処理性能の高

い、構造が複雑な合併処理浄化槽を設置している例も多々見受けられる。法定検査は益々重要になると思えるが、保健所としては、もっと受検率の向上につなげる効果的な施策を考えていかなければならない。

　浄化槽法では、浄化槽を使用開始して1年以内に受検する7条検査が、その後は1年に1回の11条検査の受検が規定されている。保健所では、毎年、浄化槽使用者に法定検査の案内書を通知し、受検のための手数料が支払われた世帯者宅に、検査員が出向いて検査を実施する手順を取っている。
　検査の通知を郵送したあくる日は、住民側から「法定検査、絶対に受けなくてはいけないのですか？」の問い合わせ電話が増えるのだが、一言、「受けてください」と応答している。

　最も気になる不適正事例としては、浄化槽内部の水位の低下が挙げられる。埋設した浄化槽のどこかに亀裂か穴が開いたであろうことである。その場合には補修はかなり困難で、最悪の場合には、浄化槽を挿げ替えなければならない事態にもなるようである（気の毒としか言いようがない）。
　昨今では、劣化、損傷しにくい素材にも改良されてきているらしく、ほぼ、なくなってきているようである。

　その他、浄化槽検査員の裏話によれば、使用したコンドームが流入直後の沈殿分離槽にプカプカと浮いている例が、よくあるそうだ。浄化槽でも公共下水道でも、とにもかくにも、し尿とトイレットペーパー、水に流してもよい除菌ペーパー以外は流さないことである。

　筆者が環境行政に携わった平成8〜10年の3年間では、全国的にも下水道普及率の向上が進む中、当自治体における生活排水の処理のための公共下水道、農業・漁業集落排水施設、合併処理浄化槽を併せた施設

整備の普及率は80％にも達していなかったと記憶している。

　公共用水域を守る法律である水濁法の第14条の6に、国民の責務として、「何人も、公共用水域の水質の保全を図るため、調理くず、廃食用油等の処理、洗剤の使用等を適正に行うよう心がけるとともに、国又は地方公共団体による生活排水対策の実施に協力しなければならない。」と掲げられている。

　令和の現代では常識的になっている家庭排水の処理として食用油をそのまま流すことはないだろうが、当時、無頓着な家庭ではそのまま排水溝に流す、食物残渣も排水溝が詰まらない程度は流してしまう傾向にあったと思う。そこで普及啓発活動の展開が必要となる。

　各都道府県の各保健所では、各地域単位で「生活排水浄化の実践活動」を展開し、筆者も管内にある河川沿いの自治会の会合に参加し、「保健所からのお願い」として、「公共用水域の玄関は家庭の排水溝」となることを説き、主婦層の記憶に残るような講話内容になるように、浄化対策グッズを配布して、いかに各家庭単位で汚濁負荷の軽減が図れるようにするか、努力や工夫が必要であることを呼びかけたのだった。
　グッズは「洗剤のいらないエコスポンジ」「生ごみ水分を除く水切りネット」「皿やフライパンの油をふき取れるキッチンペーパー」が代表的なものであった。
　……ただ、実践活動実施前と実施後の河川に放流前の排水溝における排出水のBODを確認したところ、殆ど変化がなかった、という空しい記憶しか残っていない。
　それでも、やはり当該実践活動の啓発、継続は必要であり、保健所の旗振り、地味で地道な活動の呼びかけ、下水道の普及が遅れている自治体では、市町村との協力を求めながら、今でも継続して行われているところである。

➤油の漏洩、流出対応

　環境・公害の苦情や通報で「油の漏洩、流出」については日常茶飯事であり、規模により環境上に大きく影響を及ぼすので、排水関係の中の解説を加える。

　公共用水域への油の流出は、本来あるべきことではなく、事故に起因するものが殆どである。量によっては、環境への負荷や影響が大きくなるため、オイルフェンス、吸着マットなどによる回収等、早急な対応が求められ、河川では消防が、海域であれば海上保安署が乗り出し、指示や指揮をとることが多くなる。

　筆者が公共用水域への油（Ａ重油）の流出事故で最も規模が大きかった事例を紹介する。
　⑥Ｂ保健所時代の４年目の終わりころであった（筆者の保存記録から抜粋して掲載）。

◎**事故の概要**
- ●●造船所に係留していた船が沈んで燃料（Ａ重油）等が漏洩
- 沈んだ船は、検査のため、１週間前に入港。前々日に繋船桟橋から係船場に移動、事故の前日午後６時まで浮いていたが、事故発見当日午前８時に沈んでいることを確認（船は無人状態）
- 沈没した船は、燃料タンク容量32kLで、燃料（Ａ重油）14kL、潤滑油3.2kLが積載
- 漏洩量は不明（MAX：17,200L）
- 船はタグボート、全長36.3m幅8.3m重さ226.15トン
- 船はS50年11月に進水した船で、過去に船底を修理した歴がある
- 海上のかなり広範囲にわたり油膜を確認（14:00頃、海上保安署確認）

◎**事業者の対応**
- 船主　対応者　××××㈱××取締役工事部長及び××社長

- 造船所　対応者　●●造船所　××工場長
- 沈没した船の周りにオイルフェンス（二重）を設置し、流出防止措置を実施
- ▼▼海水浴場に漂着した油を手作業で回収中
- ダイバーを潜水させたが、視界が悪く漏れた場所の特定はできなかった（15：00）
- 漁協に依頼し漁船により、漂流油の回収を実施
- 船体の引き上げ作業（難航し、3日目にやっと引き上げられることになる）

◎B保健所の対応　事故当日11：50〜19：15（警察からの第1報は11：00）
◆現地調査を実施
- 周辺道路で油臭を確認（▼▼海水浴場付近）
- 周辺海岸線への油の漂流を確認（●●造船場係船場〜付近の漁港）
◆周辺の海水を採水し、水質検査を実施（自治体試験検査機関に検体を搬入）
- 採水箇所　付近の漁港3カ所、▼▼海水浴場（計4カ所）
- 調査項目　n–ヘキサン抽出物質、pH、COD、臭気

〈検査結果について〉
- 4カ所のうち、▼▼海水浴場については、環境上の影響が見られた
- 残り3カ所の漁港は特に環境上の影響は認められない。
  ※あくまでも単一の調査で検体個数も1であり、参考値としての扱いとなる（参考値として、事故2日後に結果を受領）。
  ▼▼海水浴場　COD　7.1 mg/L（基準値：2.0 mg/L）
  　　　　　　n–ヘキサン抽出物質　3.8 mg/L（基準値：検出されないこと）
  　　　　　　（pHは4カ所全て5.8〜8.6の範囲で正常）
  採水を再度、事故後3日目に実施し、同様の検査を実施、基準値範囲内へ

◎所在の市の対応

▪事故当日　　▼▼海水浴場の漂着油の回収作業を実施
　　　　　　　職員数約20名　詳細人数把握なし　約600枚の吸着
　　　　　　　マットを消費（16:00頃〜19:15頃まで▼▼海水浴場
　　　　　　　付近の砂浜2カ所で実施）

▪事故2日目　職員数25名　約3000枚の吸着マットを準備し対応
　　　　　　　朝8:30〜作業開始
　　　　　　　※10:20満潮につき作業中断。干潮を待って午後から
　　　　　　　　再び作業を実施（▼▼海水浴場のみ）

▪事故翌々日　職員数15名対応へ
　　　　　　　満潮が11:47、干潮が18:04、15時から、吸着マット
　　　　　　　による回収を実施

◎対応関係機関
　警察、都道府県自治体水産事務所、所在の市（市長、副市長、総務
　部長、市民生活課、農林水産課、経済課、商工観光課）、海上保安
　庁、漁協（所在の市の）支部
◆関係機関への連絡
　周辺2町の生活衛生課、周辺付近の3漁協

◎事故当日の海上保安署の動き（隣県海上保安部の管理課長から情報
　収集）
▪巡視艇4隻（当自治体の東部から3隻、中部から1隻）：放水航行
　拡散と航行拡散で対応
▪ヘリコプター（隣県航空基地から）：17時に確認、かなりの広範囲
　でおびただしく油が認められた
▪沈没船の周りのオイルフェンス：二重で対応（上空からの写真で確
　認）
　　（※一日も早い船体の引き上げを●●造船所に要請）

◎事故２日目の同署の動き

- 巡視艇４隻：日の出と同時に昨日と同様の作業開始。12時の時点で、殆ど油は消失していた。北西の季節風が相当強く、その影響も考えられる。
- ヘリコプター：8:40〜9:40航行。単位範囲内の油カバー率による評価（前日の）「20％」と昨日より大幅に減少。
- 沈没船の周りのオイルフェンス：二重で対応（昨日と同様）
  オイルフェンスより外への流出は肉眼では認められず（落ち着いていると評価〈10:30〉）
  （※一日も早い船体の引き上げを●●造船所に要請➡事故後３日目に対応へ）

どのような作業が行われたのか、当時の写真を紹介する。
　●●造船係船場所におけるタグボート沈没に伴う海上への油流出現場（３日目の12:15）。

◇当時の状況
　船内の水をポンプで汲み出し、船体を軽くしながら吊り上げていく。
　→吊り上げながら、ダイバーが潜り、船底の状況を確認し、穴を水中パテで塞ぐ作業を行う

　事故２日目に作業が難航。船内の水をポンプで汲み出す作業に手間取り、作業途中から大型のポンプを新たに導入するなどの対応をしたが、日没になり、結局、船底の確認には至らず、作業を打ち切り。事故３日目の朝7:30から作業を再開。

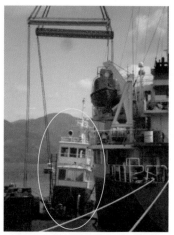

クレーン船（隣県Ａ社）にて、タグボートの吊り上げ作業を実施

　B保健所は、新たな油流出等がないか確認のための現場の監視を継続。

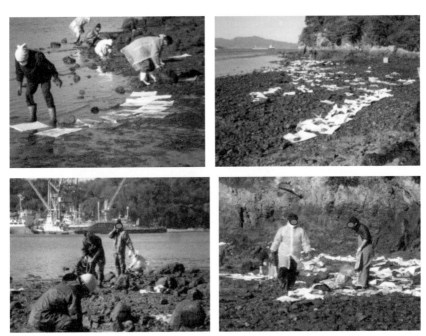

所在の市職員、●●造船の従業員の▼▼海水浴場の油回収作業状況（事故2日目）

　B保健所の周辺の環境状況の確認（確か2週間程度継続確認した）。

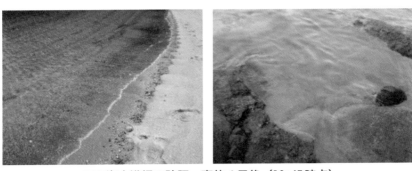

▼▼海水浴場の確認　事故4日後（10:45時点）

油が浸み込んだ砂周辺では未だ油臭があった。岩場付近には薄い油膜を確認した。

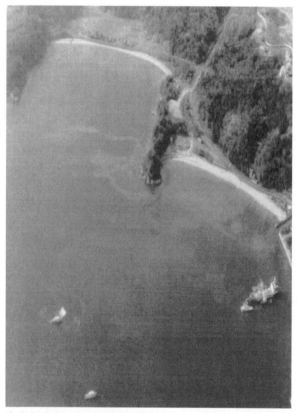

　　海上保安署が●●造船に提供した、現場の上空からの
　　写真（事故当日と思われる）

※陸のふちに沿って、油膜が漂流する様子が確認できた。
　二つの海水浴場のうち、手前側、右の海水浴場の一帯に多くの油が溜まっている。
　　➡沖では巡視艇による航行拡散により、2日後、3日後となるにつれ、目視による油は確認できなくなっていく。

本自治体の記者配布資料（修正して抜粋）として、

　　◆日に××市××で発生した造船所における係留船沈没に伴う重
油等流出事故について、概ね対応が終了しましたので報告します。
　　水質調査の結果、事故当日は1地点で水質への影響がみられまし
たが、3日後の沈没船引き上げ後の調査では、水質の回復が確認さ
れました。

旨の報告がなされたのであった。

　　引き続き●●海上保安署を中心に、保健所及び所在の市が連携し
て事業者を指導するとともに、付近海域や海岸の状況の監視を継続
する。

という形で締めくくられた。

　事故から9日後、回収した油処理については、船主の保険会社が処理
全般手法に係る協議を調整、費用等を纏め、油を浸み込ませた吸着マッ
トの処理は、産業廃棄物として●●造船の敷地に集め、適正処理のため
業者に委託する。
　海岸の砂に浸み込んだ油の処理については、所在の市の関係課と協議
して、これも産業廃棄物の汚泥として扱い、適正処理を進めることとさ
れた。

　筆者がこの自治体に奉職し、27年目の出来事であった。一生涯忘れ
ることのない事件として記憶に残ることになるだろう。

大気関係

➤大気汚染防止法に基づく業務について

　大気汚染は、大気、空気を汚す、ということで、大気汚染防止法（以下「大防法」）は、汚れる空気を流す元となる「特定施設」（主にボイラーや焼却炉）を持っている特定事業場への環境負荷を規制する法律となる。

　大防法の第1条に、この法律の目的を記しているので、まずは転載すると、

> 「この法律は、工場及び事業場における事業活動並びに建築物等の解体等に伴うばい煙、揮発性有機化合物及び粉じんの排出等を規制し、水銀に関する水俣条約（以下「条約」という。）の的確かつ円滑な実施を確保するため工場及び事業場における事業活動に伴う水銀等の排出を規制し、有害大気汚染物質対策の実施を推進し、並びに自動車排出ガスに係る許容限度を定めること等により、大気の汚染に関し、国民の健康を保護するとともに生活環境を保全し、並びに大気の汚染に関して人の健康に係る被害が生じた場合における事業者の損害賠償の責任について定めることにより、被害者の保護を図ることを目的とする。」

　水濁法が公共用水域への有害物質の排水の規制を行うようになった法律であるように、大防法も大きな公害が元になって対処できるように確立していった法律であり、制定は昭和43年であった。

　環境省のHPに「大気汚染政策」が示されており、その中で「工場及び事業場から排出される大気汚染物質に対する規制方式とその概要」を見ていただければ、令和現在の基準が確認できるようになっている。ただ、示されている基準については、大気汚染状況の変化、対策の効果、産業構造や大気汚染源の変化、対策技術の開発普及状況等を踏まえ、随

時見直しを行っていく必要がある、と注意書きされている（令和5年3月6日現在）。

物質名		主な発生の形態等	規制の方式と概要
ば い 煙	硫黄酸化物 （SOx）	ボイラー、廃棄物焼却炉等における燃料や鉱石等の燃焼	1）排出口の高さ（He）及び地域ごとに定める定数Kの値に応じて規制値（量）を設定 許容排出量（Nm³/h）＝ $K \times 10^{-3} \times He^2$ 　一般排出基準：K＝3.0〜17.5 　特別排出基準：K＝1.17〜2.34 2）季節による燃料使用基準 　燃料中の硫黄分を地域ごとに設定 　　硫黄含有率：0.5〜1.2%以下 3）総量規制 　総量削減計画に基づき地域・工場ごとに設定
	ばいじん	同上及び電気炉の使用	施設・規模ごとの排出基準（濃度） 　一般排出基準：0.04〜0.5 g/Nm³ 　特別排出基準：0.03〜0.2 g/Nm³
	有 害 物 質　カドミウム（Cd）カドミウム化合物	銅、亜鉛、鉛の精錬施設における燃焼、化学的処理	施設ごとの排出基準 　1.0 mg/Nm³
	塩素（Cl₂）、塩化水素（HCl）	化学製品反応施設や廃棄物焼却炉等における燃焼、化学的処理	施設ごとの排出基準 　塩素：30 mg/Nm³ 　塩化水素：80〜700 mg/Nm³
	フッ素（F）、フッ化水素（HF）等	アルミニウム精錬用電解炉やガラス製造用溶融炉等における燃焼、化学的処理	施設ごとの排出基準 　1.0〜20 mg/Nm³
	鉛（Pb）、鉛化合物	銅、亜鉛、鉛の精錬施設等における燃焼、化学的処理	施設ごとの排出基準 　10〜30 mg/Nm³

	窒素酸化物 （NOx）	ボイラーや廃棄物焼却炉等における燃焼、合成、分解等	1）施設・規模ごとの排出基準 　60〜950 ppm 2）総量規制 　総量削減計画に基づき地域・工場ごとに設定
揮発性有機化合物 （VOC）		VOC を排出する次の施設 化学製品製造・塗装・接着・印刷における乾燥施設、吹付塗装施設、洗浄施設、貯蔵タンク	施設ごとの排出基準 　400〜60,000 ppmC
粉じん	一般粉じん	ふるいや堆積場等における鉱石、土砂等の粉砕・選別、機械的処理、堆積	施設の構造、使用、管理に関する基準 　集じん機、防塵カバー、フードの設置、散水等
	特定粉じん （石綿）	切断機等における石綿の粉砕、混合その他の機械的処理	事業場の敷地境界基準 　濃度10本／リットル
		吹き付け石綿使用建築物の解体・改造・補修作業	建築物解体時等の除去、囲い込み、封じ込め作業に関する基準
特定物質 （アンモニア、一酸化炭素、メタノール等28物質）		特定施設において故障、破損等の事故時に発生	事故時における措置を規定 　事業者の復旧義務、都道府県知事への通報等
有害大気汚染物質		248物質（群） 　このうち「優先取組物質」として23物質	知見の集積等、各主体の責務を規定 　事業者及び国民の排出抑制等自主的取組、国の科学的知見の充実、自治体の汚染状況把握等
	ベンゼン	ベンゼン乾燥施設等	施設・規模ごとに抑制基準 　新設：50〜600 mg/Nm^3 　既設：100〜1500 mg/Nm^3

指定物質	トリクロロエチレン	トリクロロエチレンによる洗浄施設等	施設・規模ごとに抑制基準 新設：150〜300 mg/Nm^3 既設：300〜500 mg/Nm^3
	テトラクロロエチレン	テトラクロロエチレンによるドライクリーニング機等	施設・規模ごとに抑制基準 新設：150〜300 mg/Nm^3 既設：300〜500 mg/Nm^3

＊ばいじん及び有害物質については、都道府県は条例で国の基準より厳しい上乗せ基準を設定することができる。

＊上記基準については、大気汚染状況の変化、対策の効果、産業構造や大気汚染源の変化、対策技術の開発普及状況等を踏まえ、随時見直しを行っていく必要がある。

有害大気汚染物質：低濃度でも継続的な摂取により健康影響が懸念される物質

（令和5年3月6日現在）

https://www.env.go.jp/air/osen/law/t-kisei1.html

　戦後の経済成長時期は、二次産業、三次産業が盛んになり、重化学工業の生産力が各段に上がった昭和30年代の後半から、煙突からの「ばい煙」による著しい大気汚染が社会問題となり、地域周辺住民の多くに呼吸器疾患を生じさせたのであった。

　代表的なものでは、「四日市ぜんそく」が挙げられる。地域としては、そのほかに神奈川県川崎市、福岡県北九州市も同様に多くの公害によるぜんそく患者を発生させたと聞いている。

　話が少しだけ逸れるが、実は、筆者は、小学生の時に北九州市に住んでいて、昭和48年に公害ぜんそくの認定患者として治療を受けていた一人なのである。

　筆者は、父親の転勤により昭和40年、3歳になる年に北九州市若松区に引っ越した。それから間もなく、家族の中で筆者のみが、ぜんそくを発症したのだった。

　若松区は洞海湾に面し、向かい側には戸畑区、八幡区があり、八幡製鉄所等の北九州工業地帯が精力的に事業を展開し、ばい煙も相当酷かっ

たようである。

　筆者はぜんそく発作の発生頻度が多く、夜遅く、両親に何度も何度も、当時の北九州市立若松病院の小児科に連れて行ってもらっては、気管支拡張剤の静注、ネブライザーによる吸入を行う治療を受けていた。ただ、それは、発作を抑えるための対症療法であり、決してぜんそくそのものが完治する、というものではなかった。

　幸いなことに、家族内には、他にぜんそくに罹った者はいなかった。

　市民病院の主治医は、筆者の気管支ぜんそくを公害によるものと疑い、その紹介から、家族全員が保健所に赴き、それぞれの血液を採取され、詳細は覚えていないが、遺伝因子やアレルギー因子などを確認されたのち、筆者のぜんそくは「公害によるもの」と認定され、昭和48年、小5で11歳の時、罹患から8年後に「北九州市公害認定患者」として、継続してぜんそく治療を受けるようになるのであった。

　その後、父親の転勤で小6の2学期から他県に引っ越した後も、ぜんそくが治ることはなく、ぜんそく発作を引き起こした要因が「公害」であり、発作を誘引するアレルゲン物質が植物花粉やハウスダストであっても、北九州市の公害認定患者として、対症療法となる治療を継続したのであった。もっとも酷かったのは13歳の頃で、地域の市民病院で入退院を繰り返して治療を受け、中学（1年）生時には「最多欠席者」として、5段階評価の通知表に「評価不能」と記載されたことが、悲しく思い出されるところである。

　それから高校時代に入って、体格も変わっていき少しずつ、発作が起こらない時に体を鍛えたことで、発作の起こらない期間が長くなっていき、併せて中2から開始したアレルゲンの減感作療法が約5年を経過した頃、気が付けば、殆ど発作が起こることがなくなり、発作の治療実績がなくなっていったことで、公害認定を解かれていったものと筆者なりに整理していた。

　（ただ、月日が流れて就職後、ぜんそく発作は頻度こそ少ないが、20

代後半で再び発症した。その時からは、治療は通常の保険医療で受けるようになり、現在に至っている)

　話を戻して、ばい煙は、ボイラーや廃棄物焼却炉等における燃料や鉱石等の燃焼、化学処理による合成、分解に伴って発生し、大気汚染物質の元凶となる、硫黄酸化物（SO_X）や窒素酸化物（NO_X）が放出されることになるから、それらの物質の排出に規制をかけられるものとなる。

　規制は、決して、送風量を上げて、大気に拡散させて濃度を薄めるようなものではなく、こちらも水濁法と同様に総量規制をかけて、発生するばい煙そのものを減らすようにする。SO_X と NO_X を重量換算して、地域ごとに規制値を示し、その値を超えないように、高性能のフィルターや集塵機等を駆使するなど、企業側として相当工夫され、排出を抑えられるように努力を重ねられていくのであった。

　ボイラー等の特定施設を稼働する燃料に重油を使用することで、SO_X、硫黄酸化物を排出することになる。当自治体では、毎年、ばい煙発生施設実態調査を実施し、新規施設を除き、昨年度の調査票に1カ月単位で使用された重油等使用した燃料の量を上書きし、SO_X の排出量を換算させて、事業所毎に提出を求めるようにしている。

　この調査は、現在も継続して定期的に実施している事業のひとつであり、行政のみならず、企業側としても自社のばい煙の発生状況を毎年継続して確認できることで、地味なものでも決してマンネリ化という見方をしない、真に欠かせない調査と思っている。

　その積み重ねにより、当自治体も、平成から令和の現代に至って、大気汚染の問題を生じるようなことは殆どなくなってきている。
　この対応は、形式は変わっても全国一律に実施されていると思われ、筆者が公害認定を受けた北九州市でも、公害克服宣言をネット記事で

確認することができるようになっている（➡ https://www.city.kitakyushu. lg.jp/kankyou/file_0269.html）。

　環境の法令は、経済の発展より生じた公害を教訓に制定されてきていることが窺われ、この大防法では、石綿、アスベストの「特定粉じん」の規制が加わるなど変遷を重ねてきている。こちらでも、法律は生きており、改正が重ねられ、健康被害となる肺がん・中皮腫等が長い年月を経て発生してきていることで、労働災害の両面から単独の法律である「石綿による健康被害の救済に関する法律」も制定され、健康被害の救済給付が後追いで対処されるようになっていくのだった。

　日々、人類の活動とともに新たな形で「公害」が発生している、と考えれば、環境行政の話題は生涯尽きることはないと思われる。

　話が相当飛躍するが、人類の生活環境の変化、電力消費に伴う化石燃料使用の増大のツケにより地球温暖化が進んでいると多方面の学者が説いているように、「地球温暖化対策」が地球規模で進められているところである（原発推進の陰謀説という話も耳にするが……）。
　筆者としては、あくまでも私見であるが、環境行政に携わる者の立場として、これが人類にとって最後の、最大の公害対策と思っている次第である。

　有意義な啓発活動、一人ひとりの行動を変えていけるように、環境監視員としては、「地球にやさしい仕事」がライフワーク的に展開されていくようになると思う。
　3R運動（スリーアール運動）からのエネルギー削減、これからの環境行政は、産官学一体となったカーボンニュートラルの実現化に向け、なお一層の行政としてのリーダーシップを発揮し、コーディネートしていく必要があることで、今後、益々忙しくなっていくのだろうと思っている。

廃棄物関係

　平成8〜10年の環境を担当する班の、飲料水、浄化槽、水濁法、大防法を綴ってきたが、班長以下3名でもう一つの業務、「廃棄物」の話が残っている。

　廃棄物については、毒劇物の処理で少しだけ触れたが、改めて語れば、法律は「廃棄物の処理及び清掃に関する法律」（以下「法」という）であり、第1章第1条の「目的」を転載すると、「この法律は、廃棄物の排出を抑制し、及び廃棄物の適正な分別、保管、収集、運搬、再生、処分等の処理をし、並びに生活環境を清潔にすることにより、生活環境の保全及び公衆衛生の向上を図ることを目的とする。」とあり、抽象的で漠然としている。

　要約すれば、「ごみを適正に処理し、清潔にして、公衆衛生の向上を図る」となるが、全く具体性がなく、当初、筆者としては、「読みにくそうな法律」だと思った次第である。

　この法律は、水濁法や大防法よりもさらに多くの改正に次ぐ改正の変遷を繰り返しながら現在に至っている。薬事法と同じように、数年業務を離れる間に、追加事項が増えてわからなくなるということで、他の先輩監視員の中には、「異動で他の業務に付かせないでくれ」と所属の長に懇願した職員もいたと聞いている。

　法律の体系を解説しても意味はないものの、私見の延長として、第1章が総則、第2章が一般廃棄物、第3章が産業廃棄物、第4章が雑則、第5章が罰則とあって、括りが広いために連続して読みにくい。さらに、都道府県自治体が指導等に携わらなければならない「産業廃棄物」の章が、市町村が主体となって動く「一般廃棄物」の章の後に綴られている。加えて「一般廃棄物」については、処理、処理業、処理施設に関

する条文が並び、市町村が策定する処理計画関連の規定等が幅を利かせて綴られており、なかなか「産業廃棄物」の章が現れてこない。

　ようやく「産業廃棄物」の章になると、「一般廃棄物」の後の章で構成されていることから、条文の中で、「『一般廃棄物』とあるのは『産業廃棄物』と読み替える」云々の準用規定が出てくることもあるなど、特に、順を追っては、非常に読みにくかったことを覚えている。

　そもそも何が一般廃棄物で、何が産業廃棄物か、ということから入っていくと、人が生活する、事業活動を行う、とすれば、その場所では、必ずごみが発生する。

　人の生活では、生ごみの発生は日常茶飯事で、その他家庭から排出される大型のごみ、加えて人のし尿である排泄物など、人の生活の中で不要となって廃棄するものが出てきた場合、これが「一般廃棄物」であり、市町村自治体が処理する仕組みとなっている。

　また、「産業廃棄物」は事業活動を介して排出される廃棄物として、法第1章第2条（定義）の第4項第1号に、「一　事業活動に伴って生じた廃棄物のうち、燃え殻、汚泥、廃油、廃酸、廃アルカリ、廃プラスチック類その他政令で定める廃棄物」とあり、後段の政令で定める廃棄物を加えると以下のようになる。
「廃棄物の処理及び清掃に関する法律施行令」第1章第2条第1号から13号を転載する。

　第二条　法第二条第四項第一号の政令で定める廃棄物は、次のとおりとする。
　一　紙くず（建設業に係るもの〈工作物の新築、改築又は除去に伴って生じたものに限る。〉、パルプ、紙又は紙加工品の製造業、新聞業〈新聞巻取紙を使用して印刷発行を行うものに限る。〉、出版業〈印刷出版を行うものに限る。〉、製本業及び印刷物加工業に係るもの並びにポリ塩化ビフェニルが塗布され、又は染み込んだもの

に限る。）

二　木くず（建設業に係るもの〈工作物の新築、改築又は除去に伴つ
て生じたものに限る。〉、木材又は木製品の製造業〈家具の製造業
を含む。〉、パルプ製造業、輸入木材の卸売業及び物品賃貸業に係
るもの、貨物の流通のために使用したパレット〈パレットへの貨
物の積付けのために使用したこん包用の木材を含む。〉に係るも
の並びにポリ塩化ビフェニルが染み込んだものに限る。）

三　繊維くず（建設業に係るもの〈工作物の新築、改築又は除去に伴
つて生じたものに限る。〉、繊維工業〈衣服その他の繊維製品製造
業を除く。〉に係るもの及びポリ塩化ビフェニルが染み込んだも
のに限る。）

四　食料品製造業、医薬品製造業又は香料製造業において原料として
使用した動物又は植物に係る固形状の不要物

四の二　と畜場法（昭和二十八年法律第百十四号）第三条第二項に規
定すると畜場においてとさつし、又は解体した同条第一項に規定
する獣畜及び食鳥処理の事業の規制及び食鳥検査に関する法律
（平成二年法律第七十号）第二条第六号に規定する食鳥処理場に
おいて食鳥処理をした同条第一号に規定する食鳥に係る固形状の
不要物

五　ゴムくず

六　金属くず

七　ガラスくず、コンクリートくず（工作物の新築、改築又は除去に
伴つて生じたものを除く。）及び陶磁器くず

八　鉱さい

九　工作物の新築、改築又は除去に伴つて生じたコンクリートの破片
その他これに類する不要物

十　動物のふん尿（畜産農業に係るものに限る。）

十一　動物の死体（畜産農業に係るものに限る。）

十二　大気汚染防止法（昭和四十三年法律第九十七号）第二条第二項
に規定するばい煙発生施設、ダイオキシン類対策特別措置法第二

条第二項に規定する特定施設（ダイオキシン類〈同条第一項に規定するダイオキシン類をいう。以下同じ。〉を発生し、及び大気中に排出するものに限る。）又は次に掲げる廃棄物の焼却施設において発生するばいじんであつて、集じん施設によつて集められたもの

　イ　燃え殻（事業活動に伴つて生じたものに限る。第二条の四第七号及び第十号、第三条第三号ワ並びに別表第一を除き、以下同じ。）

　ロ　汚泥（事業活動に伴つて生じたものに限る。第二条の四第五号ロ(1)、第八号及び第十一号、第三条第二号ホ及び第三号ヘ並びに別表第一を除き、以下同じ。）

　ハ　廃油（事業活動に伴つて生じたものに限る。第二十四条第二号ハ及び別表第五を除き、以下同じ。）

　ニ　廃酸（事業活動に伴つて生じたものに限る。第二十四条第二号ハを除き、以下同じ。）

　ホ　廃アルカリ（事業活動に伴つて生じたものに限る。第二十四条第二号ハを除き、以下同じ。）

　ヘ　廃プラスチック類（事業活動に伴つて生じたものに限る。第二条の四第五号ロ(5)を除き、以下同じ。）

　ト　前各号に掲げる廃棄物（第一号から第三号まで及び第五号から第九号までに掲げる廃棄物にあつては、事業活動に伴つて生じたものに限る。）

十三　燃え殻、汚泥、廃油、廃酸、廃アルカリ、廃プラスチック類、前各号に掲げる廃棄物（第一号から第三号まで、第五号から第九号まで及び前号に掲げる廃棄物にあつては、事業活動に伴つて生じたものに限る。）又は法第二条第四項第二号に掲げる廃棄物を処分するために処理したものであつて、これらの廃棄物に該当しないもの

さらに、この他に、特別管理産業廃棄物として、感染性廃棄物、腐食

性の強い廃酸・廃アルカリ、PCB廃水銀、廃石綿、六価クロムやダイオキシン等を含むばいじん、等の特定有害産業廃棄物が次々と追加されてきている。

　事業系の廃棄物として、産業廃棄物にどのようなものがあるか紙面を割いて列挙したが、非常に種類が多く、困惑する雰囲気になるとも思われる。
　というのも、「廃棄物」というのはすなわち「いらないもの」、「なきもの」として、軽視されがちになるため、「ごみ処理は、他の誰かがやってくれるものさ」という考えが発生しやすい。私見ではあるが、過去において、特に偉い人、それなりに地位の高い者ほど、そのように思いがちとなって、無責任に処理を任せてしまい、目の届かないところで不法投棄が敢行され、その地域に環境被害を生じ、大きな社会問題に発展した事例が数多くあったのである。

　平成14〜15年頃、N県で多くの硫酸ピッチをドラム缶に入れて不法投棄した事件があった。当該廃棄物には濃硫酸を含み、水に触れることで周辺に亜硫酸ガスが発生するため、非常に危険であり早急に行政代執行により処分を敢行するという、大きな事件であった（硫酸ピッチ事件は、インターネットでも検索が可能）。

　また、当自治体でも、資源の再利用を謳い文句に、とある工業団地に大掛かりな木くずの破砕中間処理施設を建設、破砕目的で木くずを敷地に溜め込んだが、破砕処理が追い付かなくなり、溜まった木くずを、他の土地にある自身の残土処分場に運び込み、当該木くずを埋め込んで、不法投棄を行った事例があった。
　木くずには、防蝕剤が塗られていたことから、付近の土地に有害物質を含んだ「黒い水」が浸出して、河川や農業用水路に流入し、付近の住民の通報から保健所が原因を探り、当該不法投棄が明るみに出た、というものだった。

筆者は直接、この事件の処理には関わっていないが、木くずの処理を依頼した排出者の責任を問うことで、この中間処理業者に処分を委託したとされる数社の事業者を管轄の保健所に参集させ、具体的に廃棄物の掘り起こし等、処分費用を折半で出させるように協議させたという話はあったが、結局折り合いがつかず、廃棄物はそのままとなっている。

　周辺の黒い水の滲出に関しては、自治体の有識者等の活躍で活性炭処理？により収まったらしいが、その後も地下水や河川の環境調査は、現在も継続して行われていると聞いている。

　このように、産業廃棄物の処理は「排出者が一貫して責任をもって処理すること」、排出者責任を重視させる方向で、法改正が進められ、現在に至っているところである。

　基本に立ち返れば、自らの事業場で排出する産業廃棄物について理解する。最も理解しなければならないのは、当該事業者自身である。この部分がないがしろとなり、他人任せになると、責任の所在が不明確になって、杜撰な処理を招くことに繋がるのである。

　産業廃棄物の適正な処理規定を示す条文として、法第11条第1項に「事業者は、その産業廃棄物を自ら処理しなければならない。」と掲げられている。

　法第12条には、自ら処理できない場合の、他の業者に処理を委託する際の規定が記されている。

　自ら処理の代表事例と思われる薬局の廃酸・廃アルカリの強酸強塩基の中和処理のようなものは非常に少なく、産業廃棄物の処理は、殆どが他の業者、処理業の許可を取得している業者に委託している。

　その際には、排出事業者が、排出する廃棄物を取り扱い処分可能な業者を見極めて委託契約を結び、最終処理に至るまでを適切に管理する。手段としては、実際に一度、どのように適正処分されるものなのか、廃棄物の移動に合わせて一緒に移動し、最終処分されるところまでを見極

める。そのうえで、「マニフェスト」の書面（又は電子処理）により、運搬➡中間処理➡最終処分に至るまでの廃棄物の状況を第三者が可視化できるようにして、支障のない形で適正処理されるようにと規制を固めたのであった。

　さて、保健所の廃棄物業務でルーチン化していることとしては、産業廃棄物の収集運搬業の許可申請、同処分業の許可申請が挙げられる。

　申請の条件は非常に厳しい。更新も新規も、国が定めた講習を受講し、その受講の修了証の添付が申請の条件になっており、他者からの委託を受けて産業廃棄物の運搬や処分を行うことへの責任の重大さを、入り口の段階から悟らせるというものと思っている。
（申請手数料も比較の対象ではないものの、薬局開設許可手数料の2倍以上かかり、さらに産業廃棄物講習の受講料も申請手数料に近い額がかかる）

　申請時には、処分業も収集運搬業も、事業計画書を作成し、処分や運搬する廃棄物の種類を明確にして書類を作成させて受理する。
　処分業の場合は、最終処分場を除き、中間処理施設の場合、コンクリートがれきの破砕、木くずの破砕など、取り扱う廃棄物の種類は解りやすいが、収集運搬の場合、取り扱う廃棄物の種類を最初に明確にしておかなければならない。許可後に種類を増やすような場合には、「変更許可申請」を伴うため、申請事業者には注意を促したものであった。

　次にルーチンになるまでの相談はないが、実際に相談があった場合には、非常に緊張することになる「産業廃棄物最終処分場」についての申請相談について解説する。

　当自治体では、「産業廃棄物適正処理指導要綱」（以下「要綱」とい

う）を定め、処分業の許可申請には、最終処分場にも中間処理にも、要綱に基づき、法の許可要件以外に、施設の建設や設置について地元住民の理解を求め、説明会の実施と、周辺500m以内の自治会住民の3分の2以上の同意を求めるように規定している。

　法律以外に「要綱」を設けていることについて、であるが、まず、行政手続きでは、申請書が提出されれば受理し、許可を伴う申請であれば、法律にある許可基準、許可要件に則り「許可処分」か「不許可処分」かを判断し、処理しなければならないとされている。

　さて、保健所の生活環境を担当する窓口では、開設許可を伴う施設について相談を受けるが、種類が多岐にわたり、食品営業や理美容所、クリーニング屋、薬局……局所的で規模が小さいものには、特段周辺住民から建設を拒むものは出てこない。

　では、自身の居住地付近に廃棄物の最終処分場が建設されるとしたら、如何なものか。
　筆者としては、やはり「イヤ」である。筆者のみならず、地域住民の感情も計り知れず、「なんで、この界隈に建てるのか？」「別のところでつくれよー」という話に紛糾する。

　とはいえ、廃棄物の最終処分場は必要なものである。個人単位でも事業所単位でも活動すれば、ごみは出てくる。
　処分されることが当たり前の世界であるが、埋め立てるための処分場は全国、各自治体で年々少なくなってきており、捨て場がなくなってしまうのも非常に困ってしまう。従って、廃棄物の受け皿となる新しい最終処分場は、絶対に必要なもの、となるのである。
　では、設置希望された地域住民が、無条件に涙を呑んで、建設してもOKか？　……とはならない。

　これが、「総論賛成、各論（大）反対」の縮図である。

　実際に最終処分場の申請相談時に要綱の規定を示し、最終的に周辺住民の同意が得られなかった時、申請をあきらめて、建設を断念されれば手続き的には問題はないが、「要綱は法律ではない」ことを主張し、要綱を無視して、強硬に申請書を作成して、保健所に受理を迫ってくる事業者も少なからず存在し、対応を経験してきている。

　申請される方々は様々で、行政側は行政手続きの対応を拒めない、法の要件を満たす形で作成された申請書は受理せざるを得ない。
　しかし、受理したからと言って、そのまま「許可処分」になるとは限らず、保健所は本庁の廃棄物担当課と協議して、申請書に示された計画、申請書の内容で処理基準や管理基準に不備はないか、粛々と審査の作業を行うことになる。

　住民側は、建設そのものを阻止するために、建設予定地に「建設反対」の立て看板を設置して住民運動を展開するようになる。

　仮にこのようになれば、建設者側の処分場建設は物理的に不可能となり、実際に進展しないまま、長期間放置状態になった例も見てきている。

　当自治体では、「要綱」の指導に沿って、建設者側には「住民の同意を得てください」と指導を継続することが可能となる。
　法の規定ではないにしろ、自治体が「要綱」を定めていることで、業者への指導については保健所としては「盾」になり、結果的に非常に助かっているのである。
　もし、要綱がない場合には、申請書のみでの処理となり、法に「住民同意」の規定がないため、業者にも住民にも検討の余地がなくなり、（行政）処分の結果から、許可になっても、不許可になっても、両者か

ら保健所長や都道府県知事に対し、不服審査請求を求められる可能性を
秘めているのである。

　若干、話が逸れるが、廃棄物処理については、「排出者責任」を明確
にする、という規定を積み重ねながら法改正が進められている理論で説
明してきたつもりだが、その内容が不明確な時代がある。「その時代」
と言っても、それほど年数は経っていないのであるが。

　やはり、廃棄物は目の前から「なきものにさえすれば」のイメージが
強く、「委託処理を隠れ蓑」に、誰が処理したのか、どう処理されたの
か、それらがウヤムヤになり、排出者の出した廃棄物が不法投棄された
例が相当あり、気が付けば環境上に影響し、健康被害にまで発展した例
は、全国では数えられないほどあるとも聞いているのである。

　その不法投棄に加担してくる者に暴力団関係者が絡んでいた事例も
あったことから、法の廃棄物処理業の許可に関しては絡ませない、関係
があれば許可しないこととする、欠格要件が規定されたのだった。

　許可を過去に受けて、継続していても欠格要件の条項に該当すれば、
許可は取り消しとなる。また、申請時の段階で、これまでにも法人組織
の役員の中で傷害事件を起こして実刑判決を受けた場合や暴力団関係者
であることが判明した場合には、即刻、不許可処分になることで、申請
書自体を受け付けられなくなるなど、非常に厳格な対応を行っているの
である。

　当自治体のように、全国でも法以外で要綱を規定している自治体は、
多いと聞いている。産業廃棄物の最終処分業建設を計画する業者は、遅
かれ早かれ地域住民に説明し、協議することになる。

　説明の着地点としては、原点に戻るようになるが、行政としては、常
に冷静な対応を行う。住民サイドに対しても、処分場建設業者サイドに
対しても、常に中庸、中立を保たなければならない。

　筆者にとって、最終処分場建設の相談で、非常に痺れた事例の一つを紹介する。平成18年度、Ｆ保健所時代、市町村合併が進む中、「１市３町３村」が「１市１町」となったころ、とある関東の業者αが、最終処分場を建設したいと乗り出してきた。４月に赴任して、間もない時期であった。

　αについてはＦ保健所への相談来所の面談記録は探しても見当たらなかった。

　しかしながら、うわさ話で、地域として、廃棄物処分場の建設の話が燻っているとのことではあったが、αの話は、この時まで全く無く、正に、いきなりの相談を受けるというものとなったのである。

　１市と２町３村が合併して１市となったのが、筆者の赴任年の２年前だったと記憶している。

　前任者からの業務引き継ぎで、旧３村のうちの１村において、ゴルフ場建設の計画を進めているとは聞いていた。筆者としては、環境上の所管法令として特定施設の建設が絡んでくるか、農薬等の使用から近隣河川に環境影響を及ぼすか等の相談があるのかな？　という程度で軽く構えていたのだった。

　そのような中で、αが突然、Ｆ保健所に来所し、話を聞いていたゴルフ場の建設に至ることで、「山林を掘り返して、穴をあけるのだから、その穴を有効活用するために『管理型の産業廃棄物最終処分場』を建設したい」と主張してきたのであった。

　筆者は思わず動揺したが、αの担当（確か、社長ではなかったと思う）は「社会貢献」や「事業者援助」等の理想的な話が中心で、具体的な場所（位置）や規模、建設後の運営計画の話が殆ど無かったことで、相談者への一律の対応として、当自治体の「産業廃棄物適正処理指導要

綱」を示し、付近の住民との事前協議を実施し、建設に同意を得られた
ところで、処分場施設の本申請書を作成していただく流れとなる旨の説
明をしたのだった。

　この内容を即、本庁の廃棄物担当課の担当班長に伝えたところ、やは
り、相当驚き、はじめからゴルフ場を隠れ蓑にしての産廃処分場建設計
画だったものと推察したのだった。
　半面「管理型」※の最終処分場ということで、施設の排水処理管理基
準も厳しくなるため、本庁としては、αが「安定型」※のものと勘違い
しているという可能性も視野にいれながら、次の相談時に向けて、構え
ていくのだった。

　※「安定型」というのは、埋め立てる廃棄物が水分により壊れたり分解したりせ
　　ず、性状が「安定しているもの」という意味で、主にはがれき、ガラス陶磁器
　　くず、廃プラスチック類が挙がる。半面「管理型」は、木くずや紙、汚泥な
　　ど、水分により壊れ、地下に浸潤する性状のものを受け入れる処分場となる。
　　従って、施設自体の構造は地下浸透させない構造が求められ、何が含まれてい
　　るかわからない廃棄物が入ってくることを前提として建設することになる。具
　　体的に例えれば、土を掘った穴に、食材を泡立てる時に使用するボウルを埋め
　　込ませるような構造が求められ、さらに地下浸透させない、出てくる水分、発
　　生する水分は全て排水処理施設に集めて、有害物質のないことを確認してから
　　放流させるとする、正に厳格な「管理」が必要となる処分場、ということにな
　　る。それを本当に建設するというのか？

　　１～２カ月後にαの申請に携わるコンサルタント会社から連絡を受
け、担当者がＦ保健所に来所、話を伺った。計画に間違いはなく、「管
理型」の処分場を建設する、との説明だった。
　ただ、コンサルタント会社としても、まだ詳細は不明とされ、持参し
たものは、地図に場所と範囲を示しているのみで、規模が大きいものに
なる旨の説明しかなかった。

　地図に細長い楕円形のような範囲を示していた。

　要綱には、周辺500mの住民、自治会の同意が必要になる旨記されており、当初、コンサルタント会社は施設の中心から500mの範囲、円状の範囲となると勘違いしていた。
　同意の対象は、区画される外壁のどこの場所からも500m離れているところまでの住民が対象の範囲になるということで、対象者が増える旨修正させる指導が必要になるなど、進展は極めて牛歩的なものになるのであった。

　ただ、ここで、筆者は、通常では、まず、あり得ないことに遭遇してしまう。

　牛歩的な進展も関係し、コンサルタント会社の社長が単独でF保健所に挨拶に来られたのだった。
　なんと、その社長は、筆者の住んでいる集合住宅の超・顔見知りの方で、交代で管理組合の役員をした時のメンバーであり、意気投合して一緒に仲良く酒を飲んだうちの一人であった。

　会った時のあいさつは、「はじめまして」ではなく、「あれー、あなたが担当だったの？　それは話が早い……云々」ということになり、社長は喜んだものの、筆者としては、あくまでも中庸中立の立場をとる必要があり、当然業務を継続する上でも「知人」として「感情移入」することもなく対応しなければならなかったことは言うまでもない。

　とはいえ、F保健所長と本庁担当課長に状況を説明したところ、やはり、筆者はこの担当から外す、ということで協議がなされ、筆者のF保健所の環境担当勤務は、その年度のみとなり、G保健所に転勤することになったのである。

　その後のαの進展は、同様に牛歩的な状況で継続したらしいが、筆者が転出した次の年度に入って、地域住民の間で、「建設反対」の機運が

高まり、市町自治体の大きな会館で反対の決起集会が開催され、その自治体のトップが弁を振るうなど、建設に至る雰囲気が完全にかき消され、その後、計画は自然消滅していったものと聞いている。

　最終処分場の建設は、とにもかくにも、一筋縄ではいかない、ということである。

　異動したＧ保健所では、廃棄物担当班の班長となる。
　Ｇ保健所は当自治体内では、最も管内人口が多い地域を受け持つ保健所であった。
　配属時は、ありがたいことに、懸案事項は多かったものの、指導後の対応待ちであるなど沈静化しているものが殆どで、安心をしていたが、直ぐに様子が違う空気を感じた。地域性も関係しているのか、赴任した初日から、この職場、この先、相当忙しくなると悟ったのだった。

　それは、前任Ｆ保健所と異なり、人口が多いからなのか、環境や廃棄物に関心の高い者が多いからなのだろうか、非常に通報が多く、事務処理を行う暇がないほど、現場対応に明け暮れる日が続くのであった。
　地域住民の中には、つくづく様々な方がいらっしゃることで、また、別の意味で勉強させられた廃棄物担当の２年間であった。

　班員は筆者を含めて４人、筆者直属上司は生活環境担当の課長となるのだが、対応事例の多いＧ保健所では、廃棄物担当の課長級の職員が配属されていて、部署の人員は５人となり、さらに自治体内では普段から不法投棄通報案件が多く、自治体の西部、中部、東部と分けて、警察OB職員を配備、Ｇ保健所が西部の拠点として１人配属され、計６人での対応となっていた。

　筆者は、Ｇ保健所では、２年の間に法違反に伴う業許可の取消処分例

に数回遭遇するのだった（正確な数を覚えていない）。

　平成19、20年度で、15年程前ということになる。

　通報内容は廃棄物の不法投棄や野焼きが殆どであるが、筆者が時間を割かなければならなかったものは、一般住民からの産業廃棄物の積み替え保管を行う収集運搬業者の事業活動に伴う「騒音」に関する対応であった。

　ただ、「騒音」となれば、局所のピンポイントで「市町村」が対応とならないのか？

　この場合は、都道府県が受け持つ許可業者となるため、保健所の指導管轄内として、当所が対応しなければならない。

　通報者Xの連絡は、「朝早くから、向かいにある●●建設が、集めた廃棄物をガッチャンガッチャン潰してトラックに積み込む作業をしている。うるさい。なんとかしてほしい」という内容だった。

　早速、現場確認のため出動した。

　現場は閑静な住宅街の中で、問題の収集運搬業者の看板があった。

　業者は、民家の庭に子供の勉強部屋のようなプレハブの事務所を設置し、庭にあたる場所にトラックの車庫らしきものがあり、車庫の周りには、廃棄物から外したと思われる金属くずが置かれていた。

　時刻はAM9時前、業者の事務所に誰もいなかった。その上、非常に静かであった。

　通常は通報者のお宅には行かないが、この通報者は、住所と氏名をきちんと名乗ったこと、その他、やや高圧的な雰囲気が漂う声色でもあり、業者側の静かな現場状況ということもあって、筆者は通報者X宅に詳細確認のために訪問した。

　すると、玄関から50歳前後と思われる通報者X本人とその息子と思われる者がハンディビデオカメラを片手に持ち、現れた。

息子がカメラを回しながら通報者Ｘが筆者に「名前は？」「所属は？」「役職は？」と一問一答を求め、尋ねてきたのだった。

　筆者には、過去、カセットテープやボイスレコーダーで発言内容を録音された経験はあったが、ビデオカメラを回されたのは初めてであった。

　筆者も割り切り、別に業務の執行であり、特段撮られても痛くもかゆくもないので、「通報の状況から確認したが、誰もいない、音の出る作業は具体的に何時頃だったのか」を確認し、勤務時間よりも早い時間の作業だったことを聞き取り、事業所にはお願いベースで注意をしておく旨を伝えて現場を離れたのだった。

　そのあくる日から、通報者Ｘは筆者に執拗に電話で●●建設の騒音苦情通報をしてくるのであった。
「今、作業をしている、直ぐに来てくれ」という内容で、出向くと、作業は行われていない。

　事務所には誰もいない。このようなことが何度となく繰り返されるのであった。

　通報があれば現場の確認をする。環境影響上に支障がないか否かを確認するのであるが、特段緊急で是正しなければならない事態とは思えなかった。

　何度目だったか、●●建設の社長か、その息子だったか、記憶が定かではないが、建設会社は家族経営の業者であることがわかり、話を伺うことができたのだった。

「保健所の▼▼です」と話すと、相手方はいきなり、やや大きな声で「今度は保健所か？　また、前の（家に住んでいる）◆◆だろ？　なにもしてないよ！」と怪訝な応対をしてくるのであった。

　●●建設は、それまでに警察職員、役場職員の立ち入りを何度も受け

て、業務を妨害されて困っている旨訴えるのであった。

　住民同士の確執から仲違いとなったらしく、●●建設としては「住民による営業妨害」として裁判に訴えることも考えているとのことであった。

　行政としては、どうしても中庸中立の立場を保つこと、さらに住民同士の確執であれば「民事不介入」として、関わり合いは持てず、事態は益々困難なものとなっていく。

　この時点で保健所としては対応の余地がないことで、通報者Ｘには、その旨の話を持ち掛けることになったが、そこから通報者Ｘの態度は大きく急変してくる。高圧的な口調と、さらには筆者を追い詰める言葉が二乗、三乗にも増幅していくのであった。

　言葉の一句一句まで正確に記載できないが、記憶の限り箇条書きにすると、

- 公務員として住民の訴えを聞けないのか
- 公務員は税金で給料をもらっている
- 目の前に違法な業者がいるのに対応をしないのか
- これは、職務の怠慢である、給料のどろぼうだ
- お前は犯罪者である、犯罪者である、犯罪者である、犯罪者である……

有無を言わせないままに、追い詰める口調で言ってくるのであった。
　筆者も気の弱い？職員の一人であり、一応相当へこんで堪えたのであった。

　行政としては、「売り言葉に買い言葉」の対応は、避けなければなら

ない。

　職員として怒って、高圧的な対応をすることは絶対に慎まなければならないと思っている（特にここでは、倍返しを食らうことが目に見えている）。

　どの道、結論ありきで「保健所は、通報者Xが喜ぶようなことは、なにもできない」。

　どれだけ罵られても、言われるがままに、「すみません、保健所では、（あなたには）なにもできません」を繰り返すのみとなる。

　上司と協議し、筆者は、無抵抗に、「無力な人間」として言葉の暴力が通り過ぎるのを待つ、「公務員だって税金を払っているんだ！」などと大声で逆らいたくなっても絶対に逆らわず、電話の声も極力トーンダウンさせて、一切快活にすることなく、「無力な人間」を貫く。

　１日のうちに数分、長いときは数十分が１回から２回、相手があきらめるまで応対を続けるのであった。そのうち、インターバルが長くなり、１週間に１回、１カ月に１回と少なくなっていき、実に半年近くにわたっての対応となったのだった。

　この間に上司は、深層心理的な話を検討され、興味深い対処方針を提案したのだった。

　通報者Xは、行政に●●建設の指導を訴えて、できないとわかったら行政を罵る。

　この時、「●●建設は『善良者』、通報者Xは『悪者』」という構図しか浮かばなくなり、●●建設のことを全く考えなくなってしまうことに、落とし穴が生じることもある、というものであった。

　●●建設が本当に善良かどうか、法に基づく監視をしてみよう、とい

うことになった。

　建設会社として廃棄物の収集運搬業の許可を取得している、元受け工事中心で、自社廃棄物のみを運ぶのであれば、収集運搬業の許可は不要であるが、他者・他人の廃棄物を運ぶ業務で、許可を取得していることになる。

　常に適正に廃棄物を運搬しているのか。

　積み替え保管作業は真に適正な処理作業になっているのか。

　どこまで、真っ当な業者であるのかを、厳しい目で確認してみたのだった。

　●●建設に赴き、対応した業務で保管されているマニフェストの確認、委託契約書の内容の確認をして、管轄外の廃棄物を管轄外の処分場に持ち込む内容のものが見受けられた。

　同じ自治体の管轄外であったが、廃棄物の排出事業所側に赴き、委託契約書の内容を確認すると、契約委託外の作業が行われていることがわかり、「委託処理基準違反」が確認されたのであった。

　委託処理基準違反は業許可の取り消し処分となることで、保健所としては、粛々と●●建設に対する説諭と行政処分の準備を進めることになっていくのだった。

　●●建設は、最終的に行政処分を受ける前に、自らが収集運搬業を廃止するということを選択し、結果として、「苦情者Xが喜ぶ」という形となったのである。

　なお、筆者がG保健所から転出後、●●建設が営業妨害を理由に、苦情者Xに対し民事訴訟を起こしたと聞こえてきたのだった（訴訟の行方の確認まではしていない）。

　さらにG保健所時代、特定の住民の方からの通報に悩まされた時期が

あった。

　ルーチン業務は若い職員が中心に対応することで、班長としては、このような、長期化する苦情や通報に対応するようになる（若い職員よりも給料多くもらうから当然なのかな？）。

　通報者Ｚは、「環境・廃棄物私設警察官」のような雰囲気で、住んでいる「市」を自身が守るかの如く、廃棄物の不法処理となる「野焼き」に関する通報について、煙を確認する毎に電話連絡してくるのであった。

　平成10年頃から、廃棄物の不法投棄や不法処理が蔓延り社会問題にもなり、罰則が厳しくなったころ、各都道府県自治体では対応も様々であるが、当自治体には全保健所に、通常の電話回線以外にフリーダイヤルで繋がる「廃棄物不法投棄ホットライン」を設置し、夜間は警備会社に転送、連絡が入れば、当番職員や担当職員に繋ぎ、24時間対応を行うようになっていた。

　通報者Ｚは、一体、どこから、当自治体保健所の対応マニュアルを入手したかはわからないが、そのマニュアルには、模範的な電話対応として、「はい、不法投棄ホットライン、●●保健所、担当●●です」と（確か）記載されていた。

　通報者Ｚからの連絡時に、筆者は、マニュアルを重視していなかったわけではないが、「はい、こちらは●●保健所不法投棄ホットラインです」と答えてしまったために……いきなり、「あんた、名前はなんていうのか。マニュアル通りの対応していないじゃないか。それでいいのか」という、口調も荒々しい説教から入ってくるのだった（筆者は、悔しくても、対応の不備を謝罪し、名前を名乗り、内容伺いに移るのであった）。

　このように細かく、行政の対応を、「型通りに」「きちんと」実施しているかを、オンブズマンの如くチェックされるのであった。

　ここまでならば、特段支障はないが、極めつけは、通報者Zは、自身が通報した内容について、保健所がどのように対処したかの記録、関係する業務日報等についての「公文書開示請求」を求めてくる、というものであった。

　公文書の開示請求は、文書自体が無ければ、「存在しない」として回答できるが、環境・廃棄物関連で通報を受ければ、環境上の状況を確認するために必ず動き、支障ありなしにかかわらず、継続事例になる場合も考慮し、必ず記録を残すようにしているため、開示の対処をするようになっていく。

　通報者Zは氏名の漢字を音読み訓読みで入れ替えるなど工夫して、いくつかの名前を名乗るのであった。通報者Zは保健所のみならず、警察や（市町村）役所の他、いろいろな機関に対し、通報しているように思われたのだった。

　というのは、開示対象文書の内容について、一字一句まで正確に覚えていないが、このような内容で請求してくるのであった。

「平成●年●月〜◆月で、貴保健所において、〈氏名漢字音訓工夫読みした数名の名前を列挙〉からのホットライン電話を受け、対象現場で対応した内容の報告書、記録にかかる文書の全部」……（音訓工夫読み、例えば山田一郎ならば、ヤマデンヒトロウ、サンダカズオ等）。

　音訓工夫読みのうち、G保健所で該当して名乗っていたのものでは一つのみだった（いろいろなところに音訓の偽名で連絡をしていることが予測された）。

ただ公文書の開示は、文書があれば単純に「そのままどうぞ」と渡せるものではなく、報告内容の中の個人情報は当然開示できず、開示の際には黒塗りして見えないように対処しなければならない。また、開示に至るまでの間には、保健所の単独行動とはならず、自治体内部の手続きで本課と協議し、この該当文書を開示してもよいか旨伺いを立て対応しなければならず、手続きも非常に煩雑化しているのである。

　煙の発生は目立つことから、通報者Z以外からの通報も少なからず上がってきたが、硫黄酸化物等、不完全燃焼が絡むような黒煙は少なく農業で発生した枯れ草、葦やよしの焼却といった白煙のものが多いため、法違反になるものは殆どなく、指導も「苦情がありましたので、風向きに注意して云々」、「焼却の時間帯に注意してほしい云々」などのお願いベースになるものばかりであった。

　笑ってしまったものもあった。通報者Zからの通報で、「今、○○付近で煙が上がっている」ということで、煙をたよりに現場に駆け付けてみると、とある民家の庭先で薪の火をおこして、大きな寸胴鍋で「牛テールスープ」を煮ていた、という事例だった。この火おこしにつながる野焼きは、食、生活に供する燃料であり、完全に法の範疇外であった。

　現場で筆者は、思わず、「あー、弱火でじっくり……なんですね？」と問いかけると、「はい、コンロではだめです。で、飲んでいきますか？」と持ち掛けられた。
「いやいや、それは……」
　さすがに御馳走になることはできないものの、平和な雰囲気に浸れた通報となった。
　……ただ、土曜日の夕方の通報で、休日に呼び出された対応ではあったが……。

　保健所（筆者）としては、通報者Ｚの対応を報告書の段階からパターン化して作成するようにし、対応の軽減に努めるようにした。

　筆者の対応は在籍の２年間で、１年目は多かったが、２年目は少なくなった。

　その後既に10年以上経過しており、筆者の異動後、通報者Ｚがどのような経過を辿ったかの確認まではしていない。

　とにもかくにも、住民の方々の中には、いろいろな方がいらっしゃる、ということである。

　全体の奉仕者として、中庸中立に対応しなければならないとする鉄則は厳しい。

　参考として、法に廃棄物の不法投棄や不法処理の野焼き禁止に係る条文があるので転載する。

（投棄禁止）
　第十六条　**何人も、みだりに廃棄物を捨ててはならない。**
（焼却禁止）
　第十六条の二　**何人も、次に掲げる方法による場合を除き、廃棄物を焼却してはならない。**
　一　一般廃棄物処理基準、特別管理一般廃棄物処理基準、産業廃棄物処理基準又は特別管理産業廃棄物処理基準に従って行う廃棄物の焼却
　二　他の法令又はこれに基づく処分により行う廃棄物の焼却
　三　公益上若しくは社会の慣習上やむを得ない廃棄物の焼却又は周辺地域の生活環境に与える影響が軽微である廃棄物の焼却として政令で定めるもの

　農業に伴う余分な枯れ草の野焼きや生活に供する薪の火をおこすために廃棄物（木片くず等）を燃やす野焼きは上述の第３項に該当してい

る。

　廃棄物処理業の許可を受けている者が「不法投棄」や「野焼き」をすれば、基本的に行政処分を受け、業許可は取り消しとなる。
　経験としては、安定型の最終処分場を有する許可業者の関係者が野焼きを行い、許可取り消しとなった事例があった。
　処分場に立ち入ると、まだ、がれき類や廃プラスチック類が散見して、投入されてから間もないと思われるものもあった。
　業を行えなくなることから、処分場の責任者には即刻の覆土を施させ、取引先となる廃棄物の排出事業者には受託、受け入れできないことを伝え、営業をストップさせるように指導した。

　廃棄物の不法投棄や野焼きによる不法処理は**「何人も禁止」**であり、法の罰則規定として、関係条文を転載すると、

　　第五章　罰則
　　第二十五条　次の各号のいずれかに該当する者は、五年以下の懲役若しくは千万円以下の罰金に処し、又はこれを併科する。
　　　一～十三　省略
　　　十四　第十六条の規定に違反して、廃棄物を捨てた者
　　　十五　第十六条の二の規定に違反して、廃棄物を焼却した者
　　　十六　省略

　……刑事事件にまで発展してしまうと、罰金の額は半端なものではないことがわかる。

　廃棄物の不法投棄や野焼きは、「ダメ。ゼッタイ。」である。
　とにもかくにも、廃棄物は種類を問わず、「適正処理」を施さなければならないことに尽きる、ということである。

　次は、主にＢ保健所で対応した「土壌汚染対策法」と土に纏わる業務を紹介していく。

土壌汚染関係

➤土壌汚染対策法関連について

　水質汚濁と大気汚染、それぞれの防止法が制定された背景には、これまでに多くの健康被害者を排出し、大きな社会問題となった「公害」が存在している。土壌汚染対策法（以下「土対法」という）制定に際しては、著明的に取り上げられた公害等の事件は聞き及ばなかったが、土壌に有害物質が含まれれば、地下水に影響してくることは容易に想像ができる。

　これまでの公害は、法規制前に、有害物質を海域や河川に、又は大気にと、いわゆる「垂れ流し」により生じたものである。これを「土壌」に当てはめての法規制と捉えている。

　ある土地で有害物質を使用し、不適切な処理が行われたとすれば、その土地が有害物質で汚染されると、地下浸透によって地下水が汚染される。

　もし、水道が整備されていない土地で、生活に供する水を地下水に頼っていたとしたら？　……健康被害を如実に生じることとなる。

　土対法第1条（目的）を掲載すると、「この法律は、土壌の特定有害物質による汚染の状況の把握に関する措置及びその汚染による人の健康に係る被害の防止に関する措置を定めること等により、土壌汚染対策の実施を図り、もって国民の健康を保護することを目的とする」とある。

　改めて「人の健康被害の防止」を図り「国民の健康を保護する」法律として位置付けられていることに着目する。

　この法律の制定は平成14年5月、施行は平成15年2月である。

筆者はこの頃、薬務担当課でGMPや中国製健康食品による健康被害事件に対応していたため、平成18年にF保健所に異動して、（初めて）この法律の存在を知ることになる。ただF保健所管内は、一次産業が多く、記憶している限り特段有害物質を使用している工場、使用していた工場はなかった。また、その他、過去に他の保健所でクリーニング施設において使用されていたテトラクロロエチレン等の揮発性有機化合物による地下水汚染の事例を経験していたが、そのモニタリング調査を行ったか行わなかったか、その程度しか思い出せないところである。

　その後、異動してG保健所で2年間廃棄物オンリーの対応、その後2年間、本庁健康増進担当課に勤務した。2年間、環境業務から離れた後、B保健所で、この土対法に改めて携わることとなる。

　そもそも、平成15年2月の施行後、約5年を経過した時期に大規模な改正が行われ、正に改正法の対応が主流になろうとしている時に、B保健所への異動と重なったのだった。
　その後、さらに土対法は、細部の改正を繰り返しながら令和に至ってきており、ここでも、「法律は生きている」という過渡期を味わうことになったのである。
　平成15年からの土対法施行後に全国では、わずか数年の間で様々な不適正な事例があったことを聞いた。

　過去に遡って汚染されていたかどうかを確認する場合、土地の所有者がわからないような場合も出てくる。結局は、目的の土地を早急に使用したい者が、話を前に進ませようとすれば、当該土地の履歴（いわゆる地歴）を確認し、有害物質を使っているような事実があるならば、その使用者が強引に措置を講じ、例えば、他の場所に当該土地の土を「文句の出ない範疇で」搬出してしまえば、汚染土壌の土地ではなくなることから、その土地はいくらでも使用できるようになる。

　搬出される土壌となれば、有害物質を含んでいる土壌ということになり、産業廃棄物で分類すれば、「有害物質を含む汚泥」と同じことになる。その場合は管理型の最終処分場に持ち込む必要が出てくることから、処分費用は相当な額になることも想像が付く。

　また、廃棄物処理の観点でも、現代では不法投棄となる行為、遠くない過去に自身の敷地内に穴を掘って不要物を埋める行為は日常茶飯事的に行われたと聞いている。昭和45年以前の「廃棄物の処理及び清掃に関する法律」（：廃掃法）の施行前に発展を遂げている化学工業地域等では、土壌調査を行えば有害物質が検出される可能性は非常に高いものと思われる。

　従って、汚染の疑わしい地域の土壌を搬出する場合、どこまでの範囲が「文句の出ない範疇」となるのかが、確固たる基準がなければ、非常に曖昧なものになっていくのは、保健所の環境職員であれば、誰しもが予想の付くところだったと思う。

　また、当法律上、最終的な責任問題は土地の所有者本人に帰属されることになるため、様々な利権も絡んでくる内容を含め、改正を余儀なくされたことが窺えたのであった。

　法改正の詳細は環境省のホームページで確認することができる。
（URL：https://www.env.go.jp/council/content/i_08/900430906.pdf）
　まとめられている三つのポイントを列挙すると、

　　①土壌汚染状況の把握のための制度の拡充
　　②規制対象区域の分類等による講ずべき措置の内容の明確化
　　③搬出土壌の適正処理の確保

　であった。

　わかりにくくて恐縮だが、要は土地の活用行為者に対し、仮に汚染さ

れている土地であると仮定して、どの範囲で土を掘り返すと、「土地の形質の変更」として環境に影響を及ぼすことになるのかを具体的に数字で定める（定められた範囲を超えない行為ならば、いくら掘り返しても法の適用はない）。

　使用予定場所の土壌調査を行って、有害物質の存在が顕著な場合、その土地を「使用する場合」と「使用しない場合」等の行政上の取り扱いを明確化させる。

　汚染されている土壌の場所を使用する場合、汚染土壌を搬出するために、行為者が対処しなければならない適正処理の手法がどのようなものになるのか、それぞれの詳細が施行令や規則で示されていくのであった。

　もう少し踏み込んで書くと、事業行為者が、自他所有を問わず、使用している土地を再整備、使用していない休閑地を整備するなどして、施設等を建設する場合の規制は一定規模（3,000㎡以上、深さ50cm以上）の土地を利用する場合には、事前に「土地の形質の変更届」を都道府県知事に提出する体制とした。
　届出を受けた行政庁（保健所等）は、市町村の協力を得て、その土地の過去の使用や利用状況等の履歴を確認する。過去に全く利用されていない土地、汚染のおそれがない場合には、土地形質変更は「問題なし」となる。
　地歴から汚染のおそれがあると判断された場合は、土地の形質の変更時における都道府県知事による土壌汚染の調査命令をかけるようにする仕組みとされたのであった。

　道路の区画、中規模の施設を建設する場合でも、広さ3,000㎡は意外と狭く、さらに掘り返す深さ50cmも浅いため、自治体管轄保健所内で何らかの開発行為が行われる場合には、「土地の形質の変更届出あり」、

として、届出を幾度となく受理し、対応したのだった。筆者が担当していた頃は丁度、メガソーラー設置の開発行為に伴う相談や届出が多かった時期であった。

　その他、突っ込んで書けば、広さ3,000㎡とは、行為に及ぶ総面積に対する広さで、道路整備など数回に分けて工事をする場合など脱法行為をさせないように、計画上一括で届出をさせる仕組みをとり、さらに深さ50cmも、業者が地面を削ぐ30cm程度と主張されても、範囲の中で一点でも50cm以上となる箇所があるならば届出の対象になる、として厳しく提出を求めたのだった。
「国民の健康を保護する法律」であること然りである。

　筆者が在職中には、新たな開発にかかる土地形質変更の届出では、一般的に地歴を確認すると過去に別用途で使用されたような土地は殆ど無く、「形質変更に支障を認める」と回答した記憶はない。

　B保健所では、支障を認める場合、はじめから形質変更で汚染のおそれがある場合、というのは、過去に有害物質を使用したことが明らかな場所とわかっている土地や施設であった。汚染のおそれのある土地とわかっていて施設の増改築が行われるような場合には、事前の相談を受ける時、事業者は予め、重金属等の土壌調査を実施し、汚染を受けている範囲の土壌を適正処理する計画を整えたうえで、保健所に相談に来られるなど、土対法をよく理解されて臨まれていたことが窺えたのだった。

　また、親会社子会社の関係で、管内の事業者が親会社の土地である場合に、形質変更を行う届出は、法に則り、親会社による届出も支障なく提出されたことなども、正しく対応している業者が多かったものとして、平和な対応ができたものと振り返られたのだった。

「土対法」が関わってくる開発行為は、対象となる規模の面積、掘削の

深さが明確に規定されており、支障ないところではあるが、土は土でも、建設残土の移動や処理に関する対応では、苦慮したことがあった。

　開発行為に伴って、土地を掘削した場合の土は、その場所に全て埋め戻されれば何の問題も生じない。余剰土は建設会社等の残土処理場、残土保管場に運ばれ、必要に応じて殆どが再利用されるようである。

　単純に「土」であれば、廃棄物の概念はなく、場所を変えて、他の場所で埋め戻すための「土」として使用されることは、保健所の立場からすれば、何も口を挟む余地はない。

　本来、単純に「土」であれば、保健所としては規制の範疇ではない。

　ところが、B保健所においては、筆者の赴任前に廃棄物（がれきや木くず）混じりの残土が、船輸送で管内に陸揚げされたことで、物議を醸した事例があったのだった。

　建設業界では、詳細な説明はできないが、建設残土を「残土」として他の場所に搬出するならば、発生場所できちんと篩にかけて、「土」のみにする規定がある。自治体によっては、工事等の件数が相当数で多い場合、監督庁の監視の目は届かない可能性もありえる。

　残土を必要とする事業者と余剰的に残土が発生する事業者との間で商業取引され、残土の発生地からトラックや船で搬送されてくる例は、決して少なくはないものと思われる。

　ここで行政上、厄介な話は、残土を荷下ろした時に、初めて廃棄物の混入が確認された場合である。物議を醸した例は、荷下ろし先となる残土置き場に、著しい廃棄物が混ざっていることが見受けられ、地域の住民の目には廃棄物を埋める処分場のように映ってしまい、「廃棄物の不法投棄」として保健所に通報が入った、というものであった。

　本来ならば、搬入時、がれき等が混ざっていることが分かり次第、残

土の要求者は発生地の業者に「残土の不良品：契約不履行」とし、持ち帰らせる対応が取れただろうが、監督者無しに、要求者の指定する保管場所に持ち込ませて、何日も、何カ月も放置状態になった場合や、その他複数の業者からの残土が次々と持ち込まれるような場合には、誰の残土なのかもわからなくなり、その廃棄物混じりの残土を、一体どうすればよいのか、ということになる。

　保健所としては、建設現場等で当該がれき混じりの残土をそのまま埋めるようなことをした場合、即、廃棄物の不法投棄として指導の対象となり、悪質的なものであれば刑事事件にも発展することになる。

　世間の目は非常に厳しく、保健所や市町自治体の指導も加わり、廃棄物混じりの残土を搬入した（してしまった）業者は、土と廃棄物を分別し、廃棄物は自身の排出した廃棄物として、責任を持って適正処理するに至ったのである。

　管内市町村の自治体側も独自の規定（要綱や条例等）を定め、当該自治体に残土を持ち込む際には、日時と搬入場所、残土の発生場所等の提示を求める措置を図るようにされた。

　B保健所では、「土」は土対法の対応よりも、「廃棄物混じりの『残土』」に係る廃掃法関連の方が、非常に痺れた対応になったものと振り返られたのだった。

　あと、廃棄物関連でもう一つ紹介しておきたい事例があったので、次に紹介する。

稀な一般廃棄物処理の指導対応について

　改めて、おさらい的でくどいようだが、廃棄物の処理及び清掃に関す

る法律（廃掃法）は、法の制定当時からこれまでに改正に次ぐ改正を重ねてきている。この法律は、筆者としては、廃棄物の排出者が如何に処理責任を全うし、責任をもって公衆衛生上に支障が生じることのないように適切に筋道を立てて、最終処分まで持っていけるか、という仕組みを説いているに尽きるものと思っている。

　保健所の廃棄物担当で、筆者としても迷うことがあったのは、「産業廃棄物」か「一般廃棄物」なのか、厳密にどちらなのか、でありシンプルな回答ができないことが多かった。
　事業者側が不要とする、いらないものは全て「産業廃棄物」に該当する、というものでもなく、「一般廃棄物」に該当するものも数多くあり、本庁の廃棄物担当課と議論することも多かったのだった。

　筆者の認識が全て正しいという自信はないが、例えば、事務所や家庭に派遣された清掃業者、ハウスキーパー等が、大型掃除機で集めたごみ、現場で集めたものを、その清掃業者が持ち帰って処分するとなれば、集めたごみは、清掃業者の不要物として産業廃棄物扱いとなる。
　ところが、契約の違いで清掃業者が、清掃に入った家庭や事業所でそれぞれの場所のごみ箱やごみ施設に残し、その後の処理を家庭や事業所単位の各自で処分するのであれば、一般廃棄物処理として市町村単位において最終処分される。
　この他、家庭の紙くずや生ごみは一般廃棄物であるが、事業所の紙くず、弁当ガラについては、一概に産業廃棄物処理ではなく、合わせ産業廃棄物として一般廃棄物と合わせて、その事業所の存する市町村単位で処分ができる仕組みとされている。

　ところが産業廃棄物には、業種指定があって、同じ「紙くず」でも、事業者が新聞社や出版会社となれば、「紙くず」は立派な産業廃棄物として、市町村の事情で異なる可能性もあるが、排出者が処分できない場合には、産業廃棄物処分業者への適正処理が求められるようになる。

　さらに、その他として、自然のもの、市町村単位の清掃等で生じる伐採木、不幸にも道路で車両とぶつかった獣等の死体、浜辺に打ち上げられた鯨や獣の死体、これらは皆、一般廃棄物扱いとされ、公衆衛生上、その発生場所となる市町村が責任を持って最終処分することが必要となる。

　市町村のとある離島の海岸に野生のイノシシが打ち上げられた事例もあったが、その獣の死体も、同様に一般廃棄物として、その市町村長の判断・責任において、その離島の所定の場所に穴を掘って埋める対応を施し、最終処分が行われたのであった。

　さらに、珍しい、というべきか、平成18年度F保健所管内において、定置網漁獲作業が行われる漁場で、定置網内に大型クラゲが占拠するようになったため、そのクラゲを集めて除去処理するための施設を作りたいという相談を受けた事例を紹介する。

　これも、自然発生する不要物の処理、「一般廃棄物の処理」になるという予測は付く。
　漁業関係者泣かせの大型クラゲ、ヒトの成人の等身大にもなるクラゲが、定置網内の魚よりも幅を利かすような状況になるため、大量発生する時期には相当深刻になると伺ったのだった。

➢大型クラゲの処理の方法は？
　クラゲの生体は殆どが「水」「海水」であって、大量に水を入れた厚手のポリ袋が、無数に浮かんでいると言えば想像しやすい。捕獲された不要なクラゲを専用の脱水器にかけて、水分は海に放流、残渣を市町村の焼却施設で処分を行いたいというものであった。

　事情が深刻なことは理解できたものの、廃掃法は、排出事業者の廃棄物を己か、又は己以外であれば、誰が責任を持って処分するのか、が問題となる。

当初は機械を提供する業者が実施主体となって申請するようにも思えたのだった。しかしながら、大型クラゲを処理する者は漁協と考えるべきとも思われ、そのうち実施主体が定まらなくなり、そもそも誰が何の申請をするのか、相談者側（コンサルタント）もわかっていないようにも思えたのだった。

　大型クラゲ自体の廃棄物の排出事業者は漁協？　処理を施すのも漁協？　自身の廃棄物を自身で処理するのであれば、処分業の許可は不要？　その漁場に脱水器を第三者が設置して処理を行うのであれば、その者が処分業の許可を取得？

　さらに、廃棄物処理施設の規模では、１日５トン以上処理する施設であれば、一般廃棄物処理施設の設置許可申請の手続きが必要になってくる。その場合には、施設の設置によって、周りの環境にどのような影響を及ぼすか、環境影響調査書の添付も求められるので、決して簡単な申請とはならないのである。

　本庁の廃棄物担当課の職員は、「実施主体が漁協であれば、漁協の廃棄物を漁協が処理する」という自己処理の見方でも検討したが、結果的に「組合員の漁で生じた廃棄物であって、直接漁協としての事業活動で生じた廃棄物にはならず、『自己処理』とは捉えがたいもの」として整理していた。
　ただ、あくまでも廃棄物である大型クラゲは「一般廃棄物」であり、処理業の許可の要否について、結局は市町村自治体が判断していくことになった（漁協の自己処理扱いとし、処分業の許可は不要となった模様）。

　最終的に農林水産省からの補助金を利用して処理施設を設置するとされ、処理の実施主体は漁協と決まったのだった。
　漁協の組織が、水揚げされた大型クラゲを脱水処理し、処理後の水を

ろ過ユニットに通して海に放流し、脱水処理の残渣は、市町の一般廃棄物処分場に持ち込むシステムとしていく。

　一連の機械は漁協の倉庫に保管し、敷地内で作業が行われることで「固定式施設」として取り扱い、1日10トンの処理能力を有する一般廃棄物処理施設としての設置許可申請書が保健所に提出され、数日の審査で自治体から許可が下り、一件は終了したのだった。

　ただ、この申請に至るまで、当初のコンサルタントの相談から、約半年以上も経過していたのだった。

　このように、稀な事例とはいえ、結果的に、業者（実施主体者）が最終的な所定の申請手続きに落ち着かせるまで、必要な法体系を、理解していたはずなのに、業者指導に相当な時間を費やしてしまったことに対しては、担当者（筆者）としても反省しなければならないものと思われた。

　とにもかくにも、やはり、廃掃法は筆者にとっては、「非常に厄介な法律である」と改めて締めくくっておきたい。

第7章　本庁健康増進担当課、感染症の担当班に異動

　筆者は、廃棄物担当をＧ保健所で２年間対応後、平成21年（2009年）と22年（2010年）に本庁の健康増進担当課の感染症担当の班に異動するのだった。

　当時、感染症担当の班は母子保健担当の班とで二つの班が合わさって一つの班となって運営され、班長（事務職）、班員５名、会計年度任用職員１名の７名で構成されていた。
　感染症の担当は班長を含め４名で対応をしていた。

ハンセン病隔離政策被害者の里帰り事業

　感染症業務全般、筆者が所管する法律は、「感染症の予防及び感染症の患者に対する法律」（感染症法）と「ハンセン病問題の解決の促進に関する法律」だった。
　感染症法は、内容が多岐にわたり、班員３名で、大雑把に①結核、②感染症サーベイランス、③新興感染症対策と分担していた。

　ハンセン病関係は班員の年長者が対応することとしていたことで、筆者が主に担当した。
　筆者は恥ずかしながら、この病気については殆ど不勉強で、これまでに受けた教育の中で、気づかずに過ごしてきていたのであった（※ハンセン病がどのような感染症なのかは、ここでは割愛することで御容赦願いたい）。
　前任者からの引き継ぎで「らい病」＝「ハンセン病」ということを改めて認識し、昭和６年に「癩（らい）予防法」が制定され、国が、この感

染者に対しては子供も成人も関係なく、有無を言わさず、人里離れた離島や山中、全国で数カ所に設置された療養所に生涯、強制的に収容させられる隔離政策が敷かれていたこと。さらに、昭和・平成の代に至るまで、その患者のみならず、家族に至るまで、差別や偏見の迫害を受けていた、ということを知らされたのである。

　もう少し触れると、平成8年に隔離政策の柱であった「らい予防法」が廃止され、平成10年にこの法律を違憲とする熊本国家賠償訴訟判決が出て、ハンセン病の隔離政策に幕が下ろされた、というものであった。
　昭和6年から平成10年に至るまで、自由を束縛されていた方々に対する謝罪と補償について国が責任を取る形で、平成13年「ハンセン病療養所入所者等に対する補償金の支給等に関する法律」が公布された。
　あまりにも長い年月の隔離、ほぼほぼ戦前の時代から療養所に入られた方が対象であり、若くても70代後半、殆どが80歳を超えている方々ばかりとなっている。
　また、対象者は、長きにわたって住み慣れた療養所を生活の本拠地とされ、永住の地とし、今更ながら出身地に積極的に帰郷される方も居なかったようであった。
　平成13年度以降、全国の都道府県では謝罪を全面に掲げ、知事自らが謝罪する面談の機会を設けるなどの「里帰り事業」「訪問事業」を展開していくことになる。

　本自治体出身者が住まれている療養所はいくつかあったが、対象者と連絡が取れて、距離的にも貸し切りバスの利用で2泊3日程度、元気に支障なく移動可能で里帰りを果たせる方々がいらっしゃる療養所は、岡山県の長島愛生園と熊本県の菊池恵楓園であった。
　（ハンセン病の療養所は国内には、他にも数カ所あり、当自治体出身者では、既に亡くなられた方も多い。当自治体の出身者が療養されている施設は当時は他にも2カ所あり、岡山県と群馬県の療養所に見舞金を持

参したのであった）

　前任者から引き継いだが、対象者を本庁にお招きし、知事との面会を
調整、支障ない時間を設定し、スケジュールを埋めていく。
　本自治体にある温泉地に２泊できるように、１泊目の翌日に知事と面
談、作業を進め、夜までに別の温泉地へと移動し、失われた自由と時間
の隙間を少しでも償えるようにと、旅行代理店の添乗員のようになり、
楽しんでもらえるように誠心誠意努めたのであった。

　どうしたら、より喜んでいただけるか、平成22年には、筆者の前任
者、前々任者、前前々任者が一堂に会せるようにサプライズで面会を企
画した。里帰り政策を始めて10年近く経過し、当初は20人以上の参加
者でにぎやかだったが、この年には10人以下となってしまい、高齢化
が進むことで参加者の減少は避けられない状況であった。
　歴代の担当者が顔をそろえることは、これまでになかったことで、対
象者は懐かしがられ非常に喜ばれたが、もっとも喜んだのは担当者側の
方だった。里帰りを心から喜んでもらえることが伝わってくることで、
担当者側としても一層の元気をもらえた、という温かい気持ちになれて
大変うれしかったとのことだった。
　対象者の失われた自由と時間を償うことはできないが、対象者と担当
者との小さな出会い、担当者側の自己満足かもしれないが、繋がりは一
生大切にしたいと思う。
「出会いは一瞬、縁は永遠」である。

　ハンセン病患者に対する国の人権を無視した非道な政策、差別や偏見
を生む、この間違った政策を二度と繰り返さないように、可能な限り、
忘れさせてはならず、普及啓発活動は継続されなければならない。

西暦2009年「新型インフルエンザ」発生

　筆者が健康増進の担当課に配属になる時に、前任者からの引き継ぎで、数年前から通常の季節性インフルエンザ（Ａ香港型等）とは別のタイプのインフルエンザ、例えば、強毒性鳥インフルエンザ感染症ウイルスが媒介するような、新たなインフルエンザによる（世界的な）流行が起こり得る可能性があるということで、全国的に感染症対策への備えや危機管理上、発生時の行動計画を作成する体制がとられていることを知らされる。

　令和の超パンデミック、新型コロナウイルス感染症の発生を経験する約10年前に遡ることになる。

　感染症法は「伝染病予防法」を見直し、平成11年度から現在の体制の前身として引き継がれることになる。

　その数年後、アジアから世界各国に広がったSARS（重症急性呼吸器症候群）等新たに発生してくる感染症に備える体制への見直し（平成15年頃）、これまでの結核に限定した法律「結核予防法」を統合させる見直し（平成19年）、さらに、平成20年に強毒性鳥インフルエンザの脅威に備え、感染症法の5類系分類とは別の「感染症」の位置づけで「新型インフルエンザ等感染症」を追加する形で見直すとする改正を重ねて、現在の感染症法の体系、体制へと繋げている。この法律も生きた法律であり、非常に改正が多く、今後も改正を繰り返す法律になる、ということであろう。

　強毒性鳥インフルエンザがパンデミック、世界的な流行になるのかどうか、当時でも議論はなされていた。筆者が配属された前の年、後から知らされたが、2008年～2009年へとわたる時期からメキシコやアメリカでＡ亜型のインフルエンザが流行しつつ、2009年度を迎えることになっていたようだ。

　当自治体では、強毒型のインフルエンザは、従来の季節性のものより

も致死率が高いものといわれ、仮に発生した場合を想定した取り組みが行われ、感染症指定医療機関の病床数も40床と限られていたため、発生時に受け入れられる医療機関として、各保健所が地域の基幹病院や呼吸器疾患専門の医師がいる医療機関への協力についての下話がされていることも伝えられ、形を整える上で、「後は『仕上げ』を任せた」といったような引き継ぎを前任者から受けたと記憶している。

　4月25日㈯、厚労省の感染症担当課から新たな「豚インフルエンザ」がメキシコで発生し、死亡者も多く見られるなど、深刻な状況になっており、やがて本国にも及ぶことが確実視されるので、「国内発生前の準備」にとりかかるようにと事前の連絡を受けたのだった。

　鳥ではない、豚インフル？　自治体の農林部局に確認したところ、家畜の疾病にも伝染病にも指定があるわけでもなく、豚インフルについては筆者にとっても、初耳だった。

　今からすれば、インフルエンザのA亜型。
　鳥の他、家畜動物での感染、そのウイルスが人に感染し、そのウイルスがまた人以外の動物に感染、交配を繰り返し、ウイルスが、ウイルスにとって住みやすい「宿主」を「ヒト（人）」に作った時、「ヒト」の間で流行していく仕組みとなることであるから、豚に感染したインフルエンザが人に感染していく構図は、特段珍しいことではなかった。

　怖いのは、メキシコで「死者」が多く発生しているということであった。
　当自治体でも、緊張は走るものの、まだ国としても「新型インフルエンザ」と断定されたものでもなく、本自治体の感染症担当課としては情報を集めることのみで精一杯だった。
　その他としては、新型インフルエンザの発生となった場合の都道府県民の直接の相談窓口の他、即、今からすぐにでも診察や診断を受けられ

る医療機関を設定し、受け皿を準備していかなければならない体制となることで、担当班長とシミュレーションしながら画策するのであった。

ここで、非常に現実的な苦難にブチ当たった。先ほど「発生時に受け入れられる医療機関として、各保健所が地域の基幹病院や呼吸器疾患専門の医師がいる医療機関への協力についての下話がされて云々……」と記載したが、自治体内各地域の個人医院の先生方から、「感染の疑わしい患者はうちでは診られない、仮に『新型のインフルエンザ』に感染した場合、現時点で対策が全くない、予防できる状態ではない」という申し出を次々と受けたのだった。自身も、とある呼吸器循環器の個人医師に確認したが、「地域の救急指定の病院に回す。回せるように行政側で手立てを施してもらいたい」との申し出を、ただ、聞き入れるしかなかったのである。

その3日後、4月28日㈫のAM、当時の舛添厚生労働大臣が、豚由来H1N1亜型の「新型インフルエンザ」発生を宣言したのだった。落ち着いた行動をひたすら呼びかけるものであった。

当時のテレビ報道で、N95のマスクを装着した検疫所職員が成田空港の通路を駆け回っていた映像を記憶している。

世界各国で患者が発生しているものの、国内ではまだ未発生、この段階では、各自治体、各医療圏で疑似症患者の受け入れ可能な医療機関を設定し、国内での発生に備える段階として、いかに、国内発生を食い止める、というより、少しでも発生を遅らせることができるようにと、水際対策の徹底を図っていく、ということであった。

ゴールデンウィークに入る時期、当時の班長の機転も含め、とにかく、早く、当自治体では、当然ながら休日も返上し、知事をトップとする部局長会議を開催し、各保健所と健康増進の担当課で即日相談窓口を開設。各医療圏（保健所単位）で一つ以上の「帰国者・接触者外来」を設定、公表していくようにすることで、都道府県民を安心させられるよ

うにと、患者の受け入れ体制を整えていくことになった。

　29日㈷、30日㈭、5月1日㈮……確か、休日前までに、各保健所に一つずつの「帰国者・接触者外来」を立ち上げたのだった。各保健所では、各医療圏の各基幹病院等での患者受け入れの交渉を行ったと思うが、相当苦慮されたのではないだろうか。

　全国的なものとなる水際対策も、かなり徹底していた様相で、テレビ報道の情報でしか覚えていないが、当時として空港の帰国者ゲートに温感センサーを配備し、発熱患者を篩にかけられるようにして、感染のおそれがあるものを帰国、入国させないように注意していた。

　それでも、すり抜けて国内に入って、発熱や呼吸器症状が現れた患者を、各自治体で準備した「帰国者・接触者外来」で対応することになったのである。

　当時の「症例定義」の扱いとしては、「メキシコ他、限定された諸外国から帰国後に37.5度以上で呼吸器症状（喉痛、咳や痰）がある患者のうち、インフルエンザ診断用の簡易キットで、インフルエンザ『A型』が陽性の者」を疑似症患者とする。

　その疑似症患者から咽頭ぬぐい液を採取し、PCR検査によるウイルス遺伝子の増幅検査を実施し、陽性となれば「新型インフルエンザ」の真性患者となり、感染症指定医療機関への入院措置を図っていく、というものであった。

　正に始まりの時は、PCR検査を各自治体の試験検査機関では対応できないとされ、咽頭ぬぐい液検体を東京都にある国立感染症研究所に空輸する体制を整備する、として構えさせられた。

　が、すぐに、各自治体での対応が可能となっていった（安堵、安堵……）。

　最初に成田空港で確認された真性患者は5月9日、カナダから帰国し

た三人の高校生であり、その後、国内では兵庫県の高校生が感染者に
なった旨の報道を聞き、国内感染初期に移っていった。

　本庁としては、検疫通過後に国内に入ってくる患者で、真性患者と
なった者がいた場合、検疫所を通じ、厚労省の感染症担当課から、その
患者の隣や前後数列を対象者とした濃厚接触者の情報を受け取り、対象
者の現住所のある保健所へ連絡し、疫学調査や健康観察、症状があれ
ば、帰国者接触者外来での受診をすすめるという体制にしていたと記憶
している。

　当初は「メキシコやアメリカを中心とした周辺の国や地域から国内に
入ってきた者」に限定されていたことから、該当者は公表された医療機
関となる「帰国者接触者外来」に相談することになるので、受け入れ体
制（都道府県民の受け皿）さえ支障なければ回るものと思っていたが、
そのうち、保健所窓口での相談件数が急激に増えていき、相談者の対応
で深夜に及ぶようになったことを耳にするようになる。

　後からの話で、帰国者接触者外来を公表したために、その該当医療機
関に発熱や風邪症状のある患者が、診察や検査を求めて、直接殺到する
ようになっていったとも聞いたのだった。

　メキシコやアメリカからの帰国者と限定されていても、それでも意外
と多いのか、該当者が帰国者接触者外来でインフルエンザ簡易キットを
用いてA型陽性になり、疑似症患者として、咽頭ぬぐい液検体を各保健
所から自治体中央の試験検査機関に搬入する例が少しずつ増えてくるの
であった。

　5月の中旬過ぎから、ほぼ毎日、1〜2件程度の検体をPCR検査し、
疑似症患者の疫学調査を通じて、これは真性患者か？　と思われる者の
検査結果を戦々恐々として待機するようになっていく。

試験検査機関からの検査の結果電話は、直接当班にかかってくる。

　受電する。「……はい、今日の疑似症患者のPCR検査、……はい、……陰性！……」と担当班職員の聞こえる声での復唱が、緊張の課内に響き渡り、職員の歓声があがる。そのような毎日の繰り返しだった。

　検査結果では、A亜型H3の香港型が多かったようだった。

　ところが、ついに、当自治体における第1号の患者の発生が近づいてきた。

　6月上旬のある日、自治体中央の試験検査機関の所長から電話を受ける。

「(筆者：××）さん？　陽性になりそうなので、先に連絡しておく」旨の内容だった。

　患者は、30代女性、5月末頃にアメリカから帰国し、6月初旬に入ったところで38度以上の発熱をしたことで、帰国者接触者外来を受診。インフルエンザ簡易キットでA型陽性、PCR検査の対象とされ、検体が午後2時以降に搬送されたものと記憶している。

　班長と課長に伝え、知事三役への報告や記者配布の準備もあるが、それよりも先に、自宅で待機する患者を感染症指定医療機関に入院させる調整、保健所職員が公用車で連れていく準備を早急に行うように手配しなければならなかった。

　感染症指定医療機関は、患者の自宅に最も近い場所に入れるように受け入れの承諾が得られた。

　患者の居住地を管轄する保健所に連絡し、患者を運ぶ準備を依頼した。

　公用車は普通のライトバンであり、一応の感染症対策として、簡易的であったが前と後ろで区画できるように指示し、ビニールをガムテープ

で貼り付けるなど工夫して、準備を進めさせたのであった。

　改めて、陽性の連絡を受けた。確か、夜は早い時刻ではなかったと記憶している。

　保健所職員が、宇宙服のような防護服を着用して、感染者への家へ向かう。

　当自治体内で最初の患者になることは、海外から帰ってきている者として、既に少なからず目立っているため、地域住民からの風評被害も配慮しなければならないので、保健所職員が外に降りることを避け、患者にこっそりと乗車してもらうように相当配慮をしたと聞いている。

　無事に患者を乗せ、感染症指定医療機関に搬送し、入院まで対処できた。

　もっとも、言い方に語弊があるかもしれないが、所詮は「インフルエンザ」であり、６月に入るまでの間に、臨床的なデータも揃い、特段の強毒性はなく、季節性インフルエンザと変わらないものであった。治療方法としては、発症後３日以内であれば、従来の治療薬である「オセルタミビル」（タミフル）が有効である旨の話を聞いており、解熱後１週間程度で退院可能となっていくことから、人命的なところでの恐怖は少なかった。

　その後、インフルエンザウイルスの感染力の高さゆえ、第１号患者の発生から４日以内に患者の母親と患者の子供（幼児）２名が罹患し、真性患者として同じ感染症指定医療機関に入院、搬送する対応が行われたのだった。

　当時の反省としては、感染者の搬送を保健所職員が安全に行える車両がないことが一番大きかったが、もう一つ、感染者の情報に関する報道関係への対応であった。

自治体としての公表内容は、最低限の情報に絞り、発症患者の市町村名、患者情報として、性別と年齢層、公表に支障のない範囲での感染ルートを伝え、全自治体住民に感染症対策への注意喚起を目的として発表しているものであった。

　ただ、当時は住民に対し、予め報道される範囲の詳細の承諾までは得ていなかった。

　当時の情報として、「発症3日前にアメリカの●●州から帰国」の内容を知らせたため、患者家族から「●●州から個人を特定され、風評被害を受ける」旨の苦情を受けることになった。さらに、テレビ局がボカシを入れて、患者の入院している医療機関を放映したことで（どう見てもボカシが薄く）、知っている者が見れば特定されることがアリアリだったので、予想通り、受け入れの医療機関から苦情を受けたことなど、反省材料が多く、テレビ報道の苦情までの対応はできないものの、細かな対応や配慮が必要になるという教訓が、後の新型コロナウイルス感染症の対応に生かされるように繋がっていったものと思っている。

　4例目の対応後、約2週間後。
　6月19日、新型インフルエンザ患者対応の運用指針を改定し、治療方針も確立していることや高齢者よりも子供の発症が多く、死亡者も季節性のインフルエンザと殆ど変わらず、隔離入院対応をやめ、自宅療養対応に切り替えていくことになる。

　本自治体では、その数日後に5例目が発生するが、自宅療養の対応になり、入院対応をすることがなくなり、患者の対応に苦慮することは殆どなくなった。

　7月下旬には、全数把握の体制ではなく、サーベイランス報告の体制に切り替えていくのだった。筆者としては国が「『5類』として扱うことにする」旨の報道発表を行ったかどうかを覚えていないが、結果的

に、全国の１例目の報告から、２カ月と数週間しか経過しておらず、新型コロナウイルス感染症と比較すれば、ほんの僅かな対応にしか過ぎなかった、ということになる。

　その後、冬場に向けて、このＡ亜型の「新型インフルエンザ」が流行する予測が立つが、国としてはその株を含めた、インフルエンザワクチンを大急ぎで製造して（させて）いくことになる。

　通常の季節性インフルエンザは11月下旬から少しずつ感染が始まり、１月中旬から２月初旬にピークとなり、それから収まっていくように、毎年、同じような経緯を辿ることになるが、この「新型インフルエンザ」の感染が９月から増え始め、通常よりも早く流行が始まり、10月下旬にピークに達したと記憶している。
　……次の冬に起こるはずの流行が、初秋から始まってしまった……。

　このことは、インフルエンザワクチンの製造と供給に支障を来し、医療従事者から始まる予防接種について、本来ならば手厚く、ほぼ制限なく接種できるはずであるものが、接種者に制限をかける、内科・小児科・外科医は接種できても、直接の診療が少ない皮膚科、整形外科、眼科医、歯科医等は後回し、看護師も医師を補助する数名（記憶は２名まで）とするなどの制限をかけなければならなかった。当然ながら、水面下で大ブーイングが起こり、とある小児科医師などから看護師の制限接種について、多くの苦言の電話を受けたのだった。

　全国一律でワクチンの供給、配布の調整がかけられ、小出しになっていたため、その後、呼吸器への基礎疾患を有する者、次に高齢者、次に子供、乳幼児、小学生、中学生、高校生、成人へとワクチン接種を段階的に進めていくように調整していくのであった。
　結局、供給体制は最後まで整わず、海外からの輸入ワクチンも使用されるようになり、国としても苦慮したが、なんとか全国民を対象とする

接種も無事に終わり、その年度の「新型インフルエンザ」の対応自体も終わっていったのだった。

　余談になるが、国立感染症研究所の業務の中で、毎年、各都道府県の協力を得ながら、健常者から採血し、インフルエンザの流行予測調査を実施している。その結果をもとに、ワクチン製造株の検討が行われることになると聞いている。

　2010年以降のワクチン製造株の中でも、この新型インフルエンザ、2009（H1N1）pdm09株を含んだ製造株について、2022年度にも使用されていたことから、非常に根強いウイルスということが窺える。

高病原性鳥インフルエンザ発生

　新型インフルエンザとの闘いが落ち着いたころ、今度は、当自治体農林部局が対応主体となる、家きんなどに流行する高病原性鳥インフルエンザが、自治体のある場所で発生した。当該施設に自治体農林部局の職員が大勢で立ち入り、飼育して生息している大量の鳥をその場で捕獲し、処分しなければならない事態が起こった。

　健康部局に属する健康増進担当課の感染症を担当する班としての役割は、インフルエンザに罹患している恐れのある鳥を処分する作業を行う者の健康チェックを行う保健師の調整であった。

　インフルエンザの場合は、「鳥➡ヒト」の感染例は多く報告されており、このことはA亜型のウイルスの「ヒト」を宿主として流行する構図でも説明したように、仮に感染すると、特定の「ヒト」に対する最初の感染ということになる。

　つまり、もし「宿主」になりえないような場合には、重症化により「宿主」自体を殺してしまうことにも繋がってしまうため、作業後のインフルエンザ様の発症には、相当の注意を払わなければならないのであ

る。

　農林部局の職員の作業は、施設内にいる、罹患している恐れのある鳥類であれば、全てを殺処分しなければならないと上層部から指示が出る。
　職員は、感染症対策を施し、防護服を身にまとい、対象となる鳥に近づき、直接捕獲して、鳥全身を収める大きさの容器に押し込み、蓋をして、ガスを使って窒息させ、殺処分するのである。

　まずは、作業を行うために準備を整えられる場所、広い建屋が必要となる。
　職員が防護服に着替える場所、保健師が健康チェックや問診をできる場所、同時に大勢が待機できる場所を確保していくことになる。
　さらに、感染症対策の基本でもあるが、人の動線として、交差汚染を防止するため一方通行とする。作業者は、建屋の入り口から入り、保健師による問診を受け、防護服に着替えて、出口から出ていき一連の作業を行っていく。
　作業を終了して建屋に帰還後、入り口の手前で防護服を脱ぎ、手指等消毒し、再度、建屋に入り、保健師の問診を受け、着替えて、出口から出て、帰宅する。
　この行動を、建屋の中では一方通行で対応できるように、協議の段階から予め、人の動線を支障なく設定しておくことが、作業を行うための第一歩となるのである。

　時間単位で分けて職員を入れ替えながら、作業は丸1日かけて行われたのであった。
　始めから体調の悪い者は、無理は禁物で、絶対に作業を行わせないようにする。
　作業終了後、2～3日は各自で健康管理に留意するように伝える。

当時、作業に踏み切るための上層部からのGOサインがなかなか出ず、午後から建屋に入って、問診の準備をし、作業第一陣の職員の問診も済ませ、次の準備をしていたのだが、結局のところ、よほどの慎重な作業となった様相で、待機は、夜を明かしてしまったのであった。

　鳥の殺処分等の作業後、特段体調不良に陥った者はいなかったと聞いている。
　殺処分後の鳥は産業廃棄物として、焼却設備に持ち込まれ、適正に焼却処分されたのであった。

　平成21年度当時も令和の現代も変わることなく、当自治体では、養鶏所等家きんが多数存在している場合には、各家畜保健衛生所単位で、当該養鶏所において、鳥インフルエンザが発生することを一から想定し、発生した場合に備え、準備施設についても予め設定しておくようにしている。
　また、農林部局では、毎年1回は、鳥インフルエンザが発生した場合の訓練を保健所と合同で実施するようにするなど、危機管理対策も徹底しているようであった。

災害への対応

　この他、細かな業務を除いては、豪雨災害が発生したときに、本庁総務部局を通じて、被災した現場の市町村の総務又は防疫部局の指示を受け、必要に応じて、被災を受けた管内保健所職員が消毒作業等を補助できるように準備を行ったことがあった。
　筆者は、噴霧装置を準備、購入して現場に届ける対応を行ったのだった。

　豪雨災害にともなう浸水地域の住宅の消毒は、浸水が収まってから実施されるが、被災家屋の壁を確認すると、浸水した部分と浸水していな

い部分の境界がはっきりと確認でき、区別がつくように汚染されている。

　浸水は、敢えて説明すれば、汚水、し尿を含んだ水に浸されるということであり、消毒液には、クレゾールかオスバン（塩化ベンザルコニウム）を使用する。

　詳細を確認してはいないが、災害等の復旧では、一義的には市町村が中心に対応することになるが、都道府県としては、自治体単位の被災地域の状況を把握し、機能不全に陥る地域の補助に努めることになる。局所的な災害の場合、作業者等の実動部隊が少ないとき「消毒」であれば、管内保健所職員に協力要請が入り、仮に人手が足りなければ、他の管内の保健所職員への協力要請が検討されていくようであった。

　筆者は、B保健所時代に被災家屋の荷物出しや清掃の担当としてC保健所管内での作業に携わった経験があるのだった。

　災害、健康増進の担当課勤務は、正に激動の時期と重なった。

　勤務2年目の終わりに差し掛かる頃、2011年3月11日、日本は、東日本大震災に見舞われたのだった。

　発生から程なく、国？の要請を受け、本自治体では、各部局単位から1名ずつ、支援派遣態勢を取れるように準備し、当課では、当班の班長が派遣要員として選出され猶予準備期間も殆どないまま、決定のあくる日から、バスで被災地へと向かわれたのだった。

　班長の任務は、避難所の食糧部門の支援で業務配属になったと聞き、3月末まで、かなり長く（2週間以上？の期間）派遣されていた。職員の異動の時期と重なる中、当の班長も異動となり、慌ただしい中で引き継ぎ等の作業が行われた記憶が残っている（筆者も異動となった）。

筆者はこの平成21〜22年度本庁健康増進担当課から次の異動では、平成23〜26年度がB保健所、その次に平成27〜30年度が3回目となる本庁薬務担当課への配属で、その中で麻薬毒劇物の担当班長を3年、内部異動で薬事を担当する班長を1年勤めた。

　B保健所では、環境と廃棄物の用務を担当した。ルーチン業務の他で、特筆すべき事例の一つで、船の沈没による多量の油が、公共用水域に流出した事故があったことは、既に詳細を紹介したとおりである。

　平成23年度以降、東日本大震災の教訓から、国も都道府県も危機管理意識が高まり、保健所の役割を見直していくかの如く、災害医療に対する保健所の関わり方も問われるようになっていくのである。この後、別のところで紹介していく予定である。

第8章　本庁薬務担当課へ異動……3回目

麻薬毒劇物担当班長

　3度目の本庁薬務担当課への異動となった平成27〜29年度の3年間は、麻薬毒劇物を担当する班長に就任した。

　ここでは、業務の分担上、当班の班長が「献血」の担当に当たっていた。

　特段、詳細を紹介しても参考にならないが、業務の意義としては、平成2〜3年度のC保健所時代で紹介したとおりとなる。

　しかし、本庁では、普及啓発的な業務よりも、血液センターと献血の年間計画作成の協議の他、献血協力者への「表彰」に関する業務を中心に携わるのであった。

　表彰対象者は個人ではなく、主に移動献血車の停留を受け入れていただけた事業所が中心となる。もちろん、その事業所の多くの職員が献血に協力していただけたということで、過去の協力実績のデータをもとに、毎年、各保健所に順番に表彰候補となる事業所の推薦調書の作成を依頼し、表彰枠で漏れのないように調整を図るのであった。

　気を使うのは、表彰などの名誉事では、部局長たちとの協議があり、選出の根拠等の説明を求められることなどで、地域の偏りを含め、不公平にならないように年度によっては細かなチェックが入る。前任者はやり直させられたこともある旨を聞かされていた。

　筆者が担当の3年間は無事クリアできたのだった。

　表彰は、薬事功労表彰と併せて、「薬と健康の週間」にあたる期間に知事又は副知事のスケジュールを押さえて実施されるのであった。

とにかく、体裁が大切なのである。「式典」を行うのでその内容を、総務部の秘書課と協議しながら、知事の動線、表彰対象者の動線、来賓者の位置、表彰位置、マイクの位置、花瓶の位置、報道関係席の位置をマーカーで正確に決めておく。お盆に入れて準備しておく表彰状も、知事が名前を間違えて読むことがないように、読み仮名の薄い紙を添えて、万全のお膳立てをして、対応していくことになる。

　会場も当自治体庁舎の「正庁」会議室を使用し、前日に絨毯の目立てを行うなど、都道府県民ファーストで、表彰される方の良き思い出づくりを演出できるようにと、スタッフとして必死に準備をしたものであった。

　また、知事や副知事がプレゼンターにならなくても、麻薬毒劇物の担当班では、献血や「薬物乱用ダメ。ゼッタイ。」の他、毒物劇物の安全対策のような普及啓発を伴う行事においては、小中高にはポスターや作文を、一般の方々には標語を募集するなどして、優秀者の表彰を行うことで、自治体全体の啓発の機運が高まるように努めてきている。

　当班では、保健所の担当にも協力をしてもらいながら、それぞれの部門での優秀作品を選考、選定して表彰状を作成していき、部局長がプレゼンターとなって表彰するように対応したのだった。

　その他では、都道府県単位で実施される毒物劇物取扱責任者試験の業務があり、試験問題の作成を行わなければならなかった（薬事の担当班でも登録販売者試験問題の作成があり、立場は同じである）。

　過去問と重なることがないように、問題間でヒントや解答が書かれているようなことがないように、数少ないスタッフで班長も一緒になって協議して、作成したものだった。

　もちろん、このような、平和なルーチン業務のみではなく、一たび毒劇物の事故が発生すれば、付近住民の安全対策を考慮し、管轄保健所の

対応状況とともに、社会性、事件性が絡むため、組織対応を行い、薬務担当課長を通じて、部局長（場合によっては部局長を通じて知事）への速やかな報告が求められるのであった。

　なお、筆者としては、後にも先にも、前述の平成２年度に発生した、高速道路におけるタンクローリーからの毒劇物漏洩事故のような、大きな事件を経験することはなかった。

　ただ、麻薬毒劇物班の業務で、平成28年度に、これまで殆ど対応事例のなかった、「大麻取締法」に纏わる申請を受ける、大きな出来事を経験することになったのである。

大麻取締法関連について

「大麻取締法」、この現行の法律も非常に奥の深い法律で、制定が昭和23年に遡る。最後に筆者が担当した時期は平成27〜29年で、今からわずか６〜７年前のことだったが、まさに、ここでも、「法律は生きている」ということを実感した。後の変遷で令和の現代、国、厚生労働省では法改正を視野に入れながら、大きく見直そうとしているところなのである。

　都道府県自治体の公務員は、国民住民に対し、ただ、ひたすらに、現行の法律に沿う指導を行うことが義務である。
　従って、その当時に行われた対応を振り返りながら、現在への推移を踏まえつつ、思い起こしてお伝えしていきたい。

　本自治体では、不正けしの自生が多く、毎年、GWの頃、各保健所の薬事担当者が抜去等の作業で多忙になる旨は、既に紹介済みである。
　ところが、大麻については、本自治体での自生は過去に１件もなく、また、この大麻取締法が戦後に制定されて以来、栽培の免許取得者は無

く、また免許取得の相談すら聞いたことはなかった。

　大麻、いわゆる「麻」は、戦前は衣服等での繊維製品が広く流通し、さらには、種子が食料にもなることで、日本全土において、普通にどこでも栽培されていたものであった。
　しかし、終戦後は、連合国の占領下、GHQの指導の下、いわゆる「マリファナ」を考慮した保健衛生上の危害防止が重んじられ、殆ど栽培されることがなくなったと聞いている。

　「殆ど」というのは関東地方等で、神社の祭典や神事で麻の繊維を用いた「注連縄」等の生産のために、伝統産業を継承できるように、わずかに栽培地域が存在しているためである。

　そのような中で、本庁薬務担当課に、日本語を流暢に話せる異国の者（Ｚ氏）が、「大麻の栽培をしたいので許可申請の手続きをしたい」と相談に訪れたのであった。

　Ｚ氏は過去に、筆者が赴任する前に数回、大麻栽培を行いたいと相談に来ていたようだった。
　ただ、特に対応の記録は残っておらず、担当者が殆ど門前払い的に「栽培はできるものではない」と説明して、帰ってもらっていたようだった。
　筆者は、行政の手続き上、免許制度、いわゆる申請制になっていることをＺ氏に伝え、免許の取得は難しいものになると諭したが、Ｚ氏は一応の申請書を作成するとして、帰られたのだった。

　その後、月日が経過し、年度替わりのまさに初日、４月１日に、Ｚ氏が郵送にて、知事宛の手紙を添えて知事室に直接届くように大麻栽培にかかる免許の申請書を提出してきたのだった。

　秘書課の担当者から薬務担当課に連絡をもらい、申請書の確認に至ったが、これから経験したことのない審査を行うこととなったのである。

　国の通知に基づき、「大麻栽培者の資格要件」の項目において「栽培目的」は、「伝統的な祭事等、社会的、文化的な重要性が認められるものを継承するもの、又は、一般に使用されている生活必需品として生活に密着した必要不可欠なものである場合に限る」とされている。
　このことは、文言の解釈上、大麻栽培が当人のみならず、何人においても「生活必需品」として「必要不可欠」な理由があるものとして申請されているかどうかが許可・不許可の争点になるものとして担当課内で協議を行った。また、厚生労働省にも、この解釈で問題ない旨を確認したのであった。
　Z氏の申請書からは、あくまでも個人的な主義主張で大麻栽培を希望するものであり、是が非でも栽培を行うために「必要不可欠」となる理由には及ばないものから、結論として栽培は認められない、「不許可」処分としての通告をしたのだった。

　ただ、平成27年から28年度にかけて、当自治体のみならず、国内のいくつかの都道府県単位で「大麻栽培」を希望する相談が入っていたようである。
　他の自治体の相談事例としては、非常に似たような趣旨で、個人的な思いから発展して、組織ぐるみで大麻栽培をしたいと申し出があり、同様に、許可困難な旨を説明したらしいが、強引に申請書の提出がなされ、次の理由から不免許、不許可としている。
　理由は、その自治体では、これまでに栽培をしている者がおらず、伝統文化の継承という目的には沿わない。種子等の保存食や繊維による「注連縄」を作るにしても、既存のもの、代替品になるものがいくらでもあり、「必要不可欠な生活必需品」には該当しない、と説明して退けた、というものであった。
　なお、その不許可処分後、申請者から数回にわたり、異議申し立てが

行われたが、すべて棄却し、結局、申請者側は「法律が変わらない限りダメか」と、あきらめた様子で、平成28年夏以降、新たな申請等の相談はなくなった、ということであった。

　申請者が栽培を希望する主張として、その他の都道府県で共通していた申請理由は、「国内で消えつつある神事伝統の手助けのため」、「文化の継承のため」、「新たな地元産業を発展させるため」等であった。

　当時の厚生労働省の担当者からは、「各都道府県自治体での指示内容を相談の他、上述と重なる内容となるが、申請者が、栽培後の利用目的として「衣服（神事の注連縄等を含む）等の繊維」、「種子を利用する食料」に使用するとされても、それが「大麻」でなければならない理由はなく、代替えとなるものが他にいくらでもあること、さらには巷のマリファナのように大麻草を乾燥させれば簡単に喫煙嗜好品になる類であり、保健衛生上の危害を重んじ、許可を認めるものではない、とする考えで、相談事例がある度に技術助言をしていた」と説明を受けたのだった。

　そのような状況下で、中国地方の県で、大麻栽培を許可した自治体があったのだった。
　その自治体の薬務担当課に確認したところ、栽培を行おうとする市町村自治体の全面的支援に基づき許可に至った、というものであった。
　その、とある市町村には、過去に大麻を栽培していた歴史があり、全くの外部の申請者側から、この地域の文化の継承ができないかと相当な熱意を込めて相談されたらしく、内容を了解されたことで、その県自治体側に栽培者免許を申請され、（やむなく）許可し、免許を交付した、というものであった。

　平成27年度に栽培免許を取得後、やはり、国内では注目の的となり、栽培者側は、同志を増やす目的からなのか？　栽培の見学会等積極的に

開催し、国内各地から「地元産業の発展」の見本としたいと考える人々が集まり、精力的に活動していたようだった。

　特に、過去の総理大臣の夫人も見学に訪れるなど、ネット上でも相当話題になっていた。

　さらには、7月に関西のとある府県で「大麻国際会議」と称して、中規模以上の会場でイベントが開催されたのだった。筆者は情報を集める目的で、隠密裏に参加して様子を確認した。

　会場では、まず、エントランスホールで、大麻、というべきか、「麻」の繊維製品や食料となる部分を配合させているアイスクリームを販売し、売れ行きも良さげで盛況な雰囲気だった。

　舞台での催しでは、関東地方の神事で利用されている麻繊維の文化の紹介や、国外における産業用大麻の現状について講演する者、さらに大きな目玉として、中国地方で栽培免許を取得した本人が登壇し、体験談を話したのだった。

　1,000人近い観衆にとっては「市町村おこし」の成功者、英雄的に映った雰囲気で、拍手も非常に盛大だったように思えたのである。

　このようなイベント開催の影響からか、世間では、急速に？大麻の解放論者が増えたのか、自治体内の市町村各地の住民から、同様に町おこし等で大麻を栽培したいとする相談者が複数名現れてくるのだった。

　申請書提出までの進展には至らなかったが、各保健所の薬事担当者は、これまでの厚生労働省の担当者からの指導も加えつつ、当自治体としては、保健衛生上の危害防止を重んじ、「伊達や酔狂で安易に栽培ができるものではない、非常に困難なものである」旨の説明を繰り返していたのだった。

そのような日々の中で、中国地方の免許取得者による見学会に参加した者が各地で大麻の不法所持により、次々と逮捕される報道がなされたのだった。

　さらに、それから間もなく、中国地方の栽培免許取得者本人が、同様に大麻の不法所持により逮捕されたのである。
　もっとも落胆されたのは、許可した都道府県自治体の薬務担当課であり、期待を裏切られた自治体の知事、市町村自治体の長であった。
　当該自治体においては、金輪際、大麻の栽培が行われることがないようにと、条例の策定等法整備が行われたと聞いている。

　中国地方の大麻栽培免許取得者が逮捕されたことで、２〜３年程度は大麻解放論者の動きが沈静化するだろうと思えたのだった。

　しかしながら、当自治体への申請者Ｚ氏は、逮捕者の報道とは全く無関係に、栽培免許の不許可処分に対して、行政不服審査の申し立てを行ってきた。
　結果は、他の都道府県と同様に、審議は平成29年度（次年度）にまで持ち越されたが、例外なく棄却の対応が施されたのだった。

　ただ、改めて整理をすると、現行の「大麻取締法」はGHQの指導に基づいた法令で、昭和23年に施行して以来、令和の現代まで改正が行われていない。アメリカ本土でのマリファナによる保健衛生上の危害を防止するためのものとして制定されたとすれば、当時の考えでは、日本で従来からある「麻」も葉を乾燥させて丸めて喫煙すれば「マリファナ」になる、ということで危険を認識していたものと思っていた。筆者としても、葉以外の部位（茎や種子等）を用いて衣服等の繊維や食料にしていた、という考えでこれまでに至っていた。

　Ｚ氏は頑なに、「産業用の大麻と薬物乱用で使われる大麻は別物であ

る。産業用の大麻には幻覚作用を起こすTHC（テトラヒドロカンナビノール）は含まれていない。なぜ、だめなのか」と何度も申し立てていた。

　若干脳裏に引っ掛かっていたため、「THCの含まれていないとする無害の『麻』」について、厚生労働省の担当と電話で協議をした。

「THCが全くのゼロということはなく、必ず微量に存在している。この確認は栽培者の間では常に行われてはいるが、結局は現行の『大麻取締法』としてTHCの濃度区別はされていないことを根拠に、『麻』であれば全ての品種の栽培が相当厳格なものとなるということで、戦前からの既得権者以外での新規栽培の免許取得が困難とされている」と説明を受けたのだった。

　それから、数年が経過し、現在においては、諸外国における医療用大麻が臨床で用いられる機会も増え、医薬品としての有用性が認められるようになってきていること、改めて（Z氏ではないが）、有害作用をもたらすTHCそのものに着目した規制が見直される方向になっていることを、厚生労働省のホームページから確認したのだった。

　　厚生科学審議会医薬品医療機器制度部会　令和4年8月5日　資料
　　3「大麻取締法等の改正に向けた検討状況について」
　　https://www.mhlw.go.jp/content/11121000/000972695.pdf

　まだ、検討段階ではあるが、確実に見直されようとしていることが窺えたのであった。

　なお、最近になって、新たに大麻の栽培を試みたいと希望する者があったらしく、国や都道府県の議員を通じて、薬務担当課に数件の相談があったらしい。

　あくまでもまだ、現行の「大麻取締法」のままであって、改正はされていない。

担当者は相談がある度に真摯に栽培検討者と向き合わなければならないので、非常に大変だと思う。

　特に、議員の方々は、「地域の産業文化の発展のため」、「諸外国では既に大麻は医薬品として堂々と使用されている」、「この地を日本の先進地域にできるかもしれない」と有権者から綺麗ごとを並べて主張され、相談されたとすれば、恰好の材料として自治体の上層部に進言をしたくなる、というものなのだろう。

　私見ではあるが、現状で大麻の栽培は決して困難なものではなく、北海道等では、自生の大麻草が相当多く、さらに人の手により栽培されるものとなれば、不正けしと同様に大麻草の成長は、さらに顕著になるものだろうと予測が付く。
　気になることは、とにもかくにも、セキュリティの手法に尽きることである。
　畑でもビニールハウスでも、目の前に、大量の大麻草が映ってしまうわけで、違法なマリファナの経験者が存在する限り、そのような者が、目の前にある大麻草に手を伸ばさないはずはない。栽培手法は自生するように簡易なものであり、THCが微量でも存在すれば、身体への依存性、幻覚作用は起こりうるわけで、如何なる手段を使ってでも手に入れようと侵入してくるものと思われるのである。
　善悪の見境がつかなくなる。手段をも選ばなくなる。それが薬物乱用の怖い所以なのである。

「薬物乱用。ダメ。ゼッタイ。」、それは薬事担当者の永遠の課題である。大麻取締法が改正されたとしても、薬物の不適正使用については、絶対に尽きることはない。
　これからも、日々、粛々と啓発活動を継続していかなければならないのである。

　ただ、この大麻の章の最後に、筆者の勝手な思いとはなるが、神事の文化伝統の継承に期するために述べておきたい。現在、国内にある大麻栽培の耕地面積は、間違いなく減少の一途を辿っている。少なくとも、これらの大麻栽培に限っては、未来永劫、絶やすことなく、現状の土地に限定させ、適正な形で親から子供、孫、ひ孫の代へと伝承し、栽培を引き継いでいってもらいたいと、強く願いたい次第である。

薬事担当班長就任

　本庁薬務担当課では、筆者は平成30年度に薬事担当班の班長となる。
　以前麻薬毒劇物の担当班で、献血事業を担当したが、薬事担当の班の業務の中には、「温泉」業務についての調整担当が割り当てられていた。

　この業務についても平成2〜3年度のC保健所業務の中で紹介したとおりであったが、本庁薬務担当課では、温泉に関する申請が上がってきたときには、有識者による温泉審議会を開催して、申請者に申請書どおり、掘削・動力装置の設置できるかどうかを審議できるように調整しなければならなかった。
　平成2年の頃は、温泉に関する申請は多かったが、筆者が在籍した、その1年間では、幸か不幸か温泉に関する申請は1件も上がってこなかったのだった（実は、動力装置に関して1件あったが、申請者が都合で取り下げ、ゼロ件となったことで、筆者的には、非常に助かったのだった）。

　薬事担当の班では、自治体の薬剤師会との接点が増えることになる。自治体の施策として、各地域の薬剤師会に委託する事業がいくつかあり、都道府県民への健康事業として、薬剤師会に一肌脱いでもらい、地域の薬剤師会、薬局の薬剤師の先生方に動いてもらえるように調整を図っていくようになるのであった。

事業によっては、実施主体が薬局薬剤師となって、都道府県民の公衆衛生の向上をもたらすもの、抽象的な表現となるが、国が進める「健康サポート薬局」のように、薬局薬剤師の資質の向上を図る事業として、「餅は餅屋」としての必要な研修方法があることから、関連事業を薬剤師会のみに任せていかなければならないものも出てくるのであった。

　その他、「健康サポート薬局」関連から、在宅医療に進展する「地域包括ケアシステム」について、薬局薬剤師が参画していく事業を検討し、事業案の構図を薬事担当班で考えて、事業の実施主体として薬剤師会に動いてもらえるように調整していく作業もあった。

　さらに、筆者としては、事業内容によって、「産官学」で実施する場合があるとすれば、自治体内の大学を絡めて協議を調整していくなど、地域住民に対する、公衆衛生の向上を図る事業に、医薬品を絡めていく健康事業を考えていかなければならない中で、1年間という月日が、あっという間に過ぎていったのであった。

　3回目となる本庁薬務担当課での4年間は、非常に早く過ぎ去っていった。

第9章　　B保健所へ異動……2回目

　平成31年（令和元年）度、筆者は4年前に4年間勤務していたB保健所へ再びの異動となり、役職は、技術職の管理者である技術次長として赴任したのだった。

東日本大震災教訓

　4年ぶりに戻ったB保健所で待っていたのは、全国の保健所の動きに関連し、東日本大震災における反省、教訓から「災害時の公衆衛生行政（保健所）の役割」を見直すための事業が展開されていたことだった。

　反省や教訓というのは、災害の規模が計り知れないところではあり、被災地自治体としての機能がどれぐらい残っていたかにもよるが、他の自治体からの応援が入ってくる段階で、当該地域の状況が、殆ど掴めていなかった。そのため、応援に来られた方々に対し、大まかであっても、どこで、なにをして、どのように動いてもらうかの指示ができず、作業に移れるようになるまでに、短くない期間を要してしまい、多くの救えるはずの命が救えなかったと聞いた。

　また、支援物資が全国各地から、たくさん送られてきたものの、整理が全くできなかったために、集められただけに終わり、全く使用されないまま、置き去りにされた話も聞かされた。その、置き去りにされた物資の中に、医薬品がたくさん含まれていた、ということも聞こえてきたのだった。

　さて、被災地で、地域の活動拠点として、真っ先に動かなければならないところは何処か？

救護が必要な地域、環境上支障を生じている地域がどこになるのか、その被災情報を集めて、状況を把握、分析して、支援を急がなければならない地域を割り出して、自治体の災害本部に状況を伝えて、指示や指導を行える拠点となるところは、一体、何処になるのか？

　それは、かくいう「保健所」なのである。

　実際に、本庁薬務担当課で勤務している中で、平成28年4月、熊本地震が発生し、東日本大震災後として、新たな、大きな災害に見舞われたのだった。

　東日本大震災ほどの規模ではなかったものの、教訓となっていた、被災地自治体における支援活動体制の受け入れ、派遣チームによる救護等の医療体制の支援は、苦難の中でも、交通整理的なことが行えたと聞こえてきたことから、震災の教訓と反省が生かされたものと捉えられた。

　全国的にも、熊本地震を境に、被災地における支援と受援の体制を支障なく行えるようにと、国が主体となって、各ブロック単位で模擬訓練的な実地演習が行われるのであった。

　地域保健総合推進事業として、近隣の府県と政令市が集まる「災害時健康危機管理支援チーム（DHEAT）養成研修（基礎編）」が開催され、筆者も参加していたのだった（DHEAT：Disaster Health Emergency Assistance Team の略）。
　その時の主催は日本公衆衛生協会で、内容が重なってしまうが、当時の復命を抜粋して、記載する。

国立保健医療科学院健康危機管理研究部部長の挨拶
- 各都道府県では、未曾有の被害をもたらした東日本大震災からの教訓、被災地側の受援・支援体制の不備による「防ぎ得た死と二次的

な健康被害」を最小化する目的で、被災した地域の都道府県等の健康危機管理組織が担う医療提供体制の再構築、避難所等の保健予防活動、連絡調整マネジメント業務の確立化を目的とし、各都道府県単位で災害時健康危機管理支援チーム（DHEAT）を養成できるように体制を整備しておく必要がある。

- 平成29年度にDHEATが制度化され、各都道府県では、保健医療に係る災害予防体制を再検討し、他の自治体からの受援や応援の要請を受けての対応を図れるように、それぞれで災害対策マニュアルを見直し、修正作業を行っていく必要がある。
- 研修の参加者は、各自治体として、<u>まず、近隣自治体との緊密な交流、「●●市（町村）の災害時の担当者はこの人」と確立できる人づくりを心掛け、研修等の機会を広げ、災害時に動ける者の底辺を広げる取り組みをされたい。</u>

　筆者としては、B保健所の危機管理対策として、上記研修に則り、管内の1市4町それぞれの自治体と保健所の間で、災害時を含め、生活環境上のライフラインとなる水道や終末処理施設や処分場、健康増進分野では感染症関係の内容を掌握できる主任担当者の連絡先、個人携帯電話番号を対保健所のそれぞれの担当者との間で共有できるように調整を図っていったのだった。

　この調整や対応は、毎年、見直しながら更新、継続していかなければならないが、残念ながら、新型コロナウイルス感染症の発生により、継続が頓挫してしまったため、B保健所の後任者に改めて、整理しておくように伝えたい。

　ここで大切なことは、保健所の平時に行われる業務と災害時に保健医療対策となる三本柱、①医療（医療救護体制としての「母子・老人、精神・難病・感染症」への対策）、②対人保健（保健予防活動としての「母子・老人、精神・難病・感染症・栄養」への対応）、③対物保健（生

活環境衛生活動としての「栄養・食品衛生、上下水道、生活衛生、住宅、廃棄物、清掃」への対応）は、同じ内容であること。

　繰り返すが、「平時に必要なことは、すべて災害時にも必要なこと」として、当該研修でも災害対応でなすべきことの基本は、平時対応の応用問題であり、人と環境の全体を守る「公衆衛生の基本」として同じものになると諭されたのだった。

　ここで、強引かもしれないが、チームに参加する「薬剤師」としては、通常の保健所用務の延長として、支援する側、される側で、主に環境衛生部門で、どの部分が弱いか又は早急に対処すべきところを把握・分析して、各地域の本部の支援班に適切に情報をつなげていく役割を担わなければならないと、筆者なりに理解したのであった。

　行政薬剤師として、災害時健康危機管理支援チーム（DHEAT）の研修は、非常に大事であり、機会ある毎に参加し、受援者側になっても、支援者側になっても、被災地側にどのように溶け込んで、有意義な支援を行っていけるか、考えて行動できる素地を築いていかなければならないものと思っている。

地域包括ケアシステム

　また話は変わって、B保健所の技術次長として危機管理上の調整で市町担当各者と協議した際に、保健所の薬事用務の中では番外的なものとなるが、本庁薬務担当課の事業として、管内市町における在宅医療に関して、地域薬剤師会の薬剤師が現状で「地域包括ケアシステム」にどれぐらい参画されているのかを確認してみた。

　B保健所管内の地域薬剤師会は一つで、1市4町の薬局はすべて、同じ地域薬剤師会の中で活動している。

　都道府県大元の薬剤師会のホームページでは、自治体内の在宅薬局検索システムのバナーがあり、B保健所の医療圏にある、会員すべての薬局が検索できるようになっており、各薬局の①24時間対応、②時間外の連絡先、③緊急時の調剤対応、④訪問指導の応需、⑤麻薬処方の応需について記されていた。

　①は○か×で記され、紹介されている管内全薬局数39のうち×が7薬局、②時間外の連絡先には、「薬局の番号より転送」、又は「専用の番号×××……」のどちらかがすべての薬局で記載、③緊急時の調剤対応を行わないとするのは5薬局、④訪問指導の応需を行わないとするのは8薬局、⑤麻薬処方の応需を行わないとするのは2薬局であった。

　そして、全39薬局のうち、2薬局に★マークが付され、連絡をとった薬局の対応が十分ではない場合、★マークの薬局の地域担当者が繋ぐ旨説明されていた。

　次に、地元の市役所のホームページでは、高齢者支援課と地元医師会の連名で、「○○市医療・介護連携マップ」として、市内の医師会、歯科医師会、市内薬局、市内介護サービス事業所、訪問介護（ホームヘルプサービス）、通所介護（デイサービス）等のリストが整備され、市内薬局リストでは上記の薬剤師会のリストと同様に、①〜⑤の情報が掲載され、市内の薬局マップも整備されていた。体裁上は上手く回っている雰囲気であった。

　市高齢化支援課は「地域包括ケアセンター」の肩書きもあり、筆者は、薬局の活躍状況の様子、在宅医療では介護福祉士、ケアマネージャー（ケアマネ）との連携はうまくいっているものなのかを確認したのだった。

　当時のメモ書きを紹介すると、

●照会先：地域包括ケアセンター（市高齢者支援課◆◆さん）（照会：B保健所筆者）

○市内の介護支援者人数に対して薬剤師が関わっている件数は？
　➡現状不明（具体的な統計等はとっていないが、それほど多くはない模様）**（関わりが少ない、ということがわかった）**

○ケアマネさんが、具体的に、薬剤師の支援を希望するような例は？
　①訪問時に見た目の具合や様子を確認する際に、服薬に関して支援をお願いしたい例
　②健康食品やサプリメントの空き箱等から治療薬との飲み合わせが心配な例
　③多受診なのにお薬手帳を活用されていない介護支援者が居た例
　➡たくさんある薬はどこの医療機関や薬局で出されたものなのか、結局聞けないまま（別のハードルが生じているのかな？）

○（知り合いの薬局薬剤師が）在宅管理指導を行っていると言われたものの……
　➡現実的には薬の配達のみで、ご家庭に上がって、状況確認して指導する例は殆どない

★ケアマネさん側は薬剤師ともっと接点を持つ機会を増やしたい希望あり
　➡窓口をどこに求めたらよいのか、わからない、わかっていなかった（薬剤師会ともっと協議の機会が必要ではないか？）
　➡薬剤師側も（ケアマネさんらと）一緒に訪問する対応を増やしたいかどうか？（筆者としては患者のために、どうにかして時間をつくるべきだと思った）

○その他の問題
院内処方で対応している病院患者では開局薬剤師が関わりにくい

- 直に医師へ薬についての照会はハードルが高く確認しにくい
- 医師と患者の間に居る薬剤師が身近にいれば相談できてありがたいと思う（医師よりも話しやすいと思う）

○ケアカンファレンスで薬局薬剤師の参入例がどれくらいあるのか？
　　➡統計的には不明（殆どない、ということであった）

★各地域に訪問介護を行っている担当者数はどれぐらいいらっしゃるのか
　　➡訪問介護福祉士を雇う法人や会が単独で活動しており、実績数を市や町に報告する義務もなく、特段カウントの機会がないため把握できない

★担当者の方で各地域にいる薬剤師と協議（雑談でもよい）された経験はあるか
　　➡ある、と回答した者は少ない（経験者が限られているものと思量）（地域の薬剤師との〈さらなる〉フェイス・トゥ・フェイスの繋がりが課題か？）

★薬剤師VS介護福祉士の討論会の実績は？（座学での一方通行説明は除く）
　　➡ない

　とある。この時のメモ書きは以上である。
　介護福祉士が地域の薬剤師に相談したいけれど、できていない、ハードルが高いとする様子は伝わってきた。

　再度まとめると、問題点は三つあり、次のとおりとなった。

　　①介護福祉士の訪問患者宅での薬の管理への疑問、危険度の高い事

例が数多くあること

②介護福祉士が薬剤師の方々ともっと身近な者として相談ができるようにしたいこと

③介護福祉士の研修会に薬剤師に参加してもらい、意見を仰ぎたいこと

　筆者は、地域の薬剤師会長のいる薬局に出向き、薬剤師側から見ての介護福祉士との連携的な動きについて確認したところ、些細なところで問題点が明確化した。

❖地域薬剤師会会長発言のメモ書き

①地域包括ケアの重要性から、マップ作成当時からケアマネとの説明会、座談会、懇親会等は行ってきている（平成27年度）。

　➡……3年以上も前になるのかな？……

②管内を4つの地域に分け、地区を担当する薬剤師が対象患者宅の最も近くの薬剤師を紹介できるように常に準備ができている。

③当初、きっかけとして在宅患者に処方薬を届ける（在宅に繋げやすくなるような）サービスを行う等両者で取り決めも行った。

④当地域では、本来、ケアマネの立場での特権となる「処方医への在宅服薬管理指導の進言」ができていない。他地域ではケアマネから連絡を多く受けていると聞いている。

　➡当地域のケアマネさんは、当地域の薬剤師の機能を理解されていないだけなのか？　薬剤師を活用するに至るシステムそのものを理解していないのか。

　筆者は再度、地域包括ケアセンターに出向き、薬剤師会長の意見を伝えてみた。

　やはり、ケアマネさんからの「処方医への在宅服薬管理指導の進言」がうまくできていなかったことが判明したのだった。

　筆者としても、ケアマネさんによる「処方医への在宅服薬管理指導の

進言」が行われなければ薬剤師が動けないものであることを初めて認識した次第だった。

　そもそも、薬剤師を動かすためには、ケアマネさんが、医師に進言し、医師から、所定の様式である、「訪問薬剤管理指導依頼書・情報提供書」を書いてもらい、薬局に提示して、初めて薬剤師が動けるようになる。このことを、地域に属するケアマネさん全体に周知できるように伝えていくことができたのである。

　次頁に、その当該様式を掲載する。

　当然ながら、処方医である医師が主体となって、患者の治療が行われることから、ケアマネと薬剤師を切り離しての単独では、動くことができない。
　単純なことながら、その後、筆者は地域の薬剤師会会長と市の高齢者支援課職員並びに地域のケアマネの代表者とで協議し、薬剤師会会長が、総評的に次のように問題点をまとめ、他のケアマネさんへの周知、情報を伝えてもらうように発言されたのだった。

- かかりつけ医、かかりつけ薬局化が進めば在宅診療も進むものと思うが、医療の安全性の面で提唱してきているが現実、進んでいない。現状10%、将来も上限30%程度だろうと言われている。
- さらに、管内の個人医院医師では、40歳以下の若い医師が極めて少ない。
- （新しい制度である）居宅療養管理医療に対し、積極的な医師は、まだ多いとは言えない。
- 地域包括ケアのチーム医療への薬剤師参画に消極的となっている。（決して、薬剤師への信頼が得られていない、というわけではない）
- 在宅の服薬指導は処方医が必要とされない限りは、薬剤師の出番はない。

訪問薬剤管理指導依頼書・情報提供書（例）

依頼年月日　平成　　年　　月　　日

薬局　殿

医療機関名
住所
電話
Fax
医師名　　　　　　　　　　　印

患者	氏名　　　　　　　　　　　様　性別（男・女）
	生年月日　明・大・昭　年　月　日
	住所
	TEL
	介護度：　要支援1・2　要介護1・2・3・4・5
	ケアマネージャー：
疾患名	
既往歴・経過	
使用薬剤	
訪問により期待すること	□服薬状況の確認　□服薬指導　□薬剤管理状況の確認　□調剤方法の検討 □介護者の負担軽減　□副作用のチェック　□服薬によるADLへの影響 □生活状況の把握 □その他（　　　　　　　　　　　　　　　　　　　　　　　　　　　）
訪問により期待すること	□服薬状況の確認　□服薬指導　□薬剤管理状況の確認　□調剤方法の検討 □介護者の負担軽減　□副作用のチェック　□服薬によるADLへの影響 □生活状況の把握 □その他（　　　　　　　　　　　　　　　　　　　　　　　　　　　）
服薬にあたっての情報	□運動機能障害　□寝たきり患者　□嚥下障害　□失語症　□視覚障害 □聴覚障害　□認知症患者 □その他（　　　　　　　　　　　　　　　　　　　　　　　　　　　）
特別な医療	□経管栄養　□疼痛の管理　□褥瘡の処置　□ストーマの処置 □カテーテル（コンドームカテーテル、留置カテーテル等） □点滴の管理　□中心静脈栄養 □その他（　　　　　　　　　　　　　　　　　　　　　　　　　　　）

- 薬剤師が在宅患者に指導をする場合、「在宅訪問薬剤管理料」が発生する。

  ★お金の発生については、（申し訳ないが、薬剤師としての）当然の技術料である。

- 薬剤師は、薬の運び屋ではない。

- 薬剤師として、服薬後の治療で事故を起こさせてはいけない、その責任の所在を明確にすることで（訪問の）技術料を頂く、というこ

206

とを（どうか）理解していただきたい。
- 現在、４地域の包括単位の薬局にケアマネを通じて応援できる体制である。応援できることを待っている。

　その後、地域薬剤師会と地域のケアマネとで、一堂に会し、研修会を開催する機会を設け、ケアマネの訪問事例の共有化、どんな場合に「訪問薬剤管理指導依頼書・情報提供書」の作成に繋げるべきかなど、具体的な協議が行われるようになった。

　筆者も、オブザーバーとして状況を確認できるように参加したのだった。

　研修会は、コロナ禍ではあったが、全国的に第１波、第２波が過ぎたころ、地域での１例目が未発生だった時期に開催された。その後、コロナ禍が進み、地域の薬剤師会長も交代、筆者もＡ保健所に異動したことで、現在、Ｂ保健所管内医療圏における在宅医療が、どのように進展していったのかまでは確認できていない。

　在宅医療を地域で進展させる調整は、非常に難しいということを体得した。

　ただ、当該業務は縦割り的に見てしまうと、「医療従事者が一連の医療行為を行い、保険点数に基づき不備なく活躍できているか」ということに過ぎず、「医療保険」の分野となる。現状では、薬事監視員の業務の中には、入ってこない、ということになってしまう。

　しかし、このような調整は、行政を担う薬剤師にしかできないことではないだろうか。

　行政薬剤師としては、地域医療の向上に繋げていくためには、地域の実情を把握したうえで、的確な調整を図れるように、地域の薬剤師が在宅医療の現場で活躍できる橋渡し的な存在になってもらえるように願いつつ、現状の「生活環境の業務」の枠を超えての業務への参画にも踏み

込んでいける体制に持ち込んでいくなど、これから業務に就く方々に、
多様化する行政薬剤師像を築けるように、期待したいところである。

第10章　担当経験のない「食品衛生業務」

　行政薬剤師として、様々な業務を紹介してきたが、筆者にとって、35年の勤務を振り返って、もっとも残念なこととしては、これまでに「食品衛生」の業務を、一度も直に担当していないことである。

　一部携わったとすれば、平成25年度にＢ保健所内の内部異動で１年間、生活環境の担当課長として勤務し、食品衛生事務の決裁文書を確認する程度の経験をしたのみである。

　食品の業務では、食の安心と安全への対策を司り、都道府県民を守っていく内容に携わる。
　法規としては、食品衛生法や食品衛生規範に則り、食品営業や食品製造の衛生上の手洗設備等の基準、構造設備関連の指導を伴う許認可事務を行う他、食品に起因すると推測される有症苦情の対応を行う。さらに、自治体によって異なると思うが、本自治体では食品を担当する衛生部局で狂犬病予防を所管することで、家畜以外の愛玩動物に関する業務、動物愛護法事務も担当しているのである。

　食品に起因する有症苦情では、医療機関から食中毒疑いで保健所に連絡を受ける場合と、症状が出た個人（喫食者）から、そのまま直接保健所に連絡を受ける場合に分かれる。

　医療機関からの電話では、一人の患者の訴えで治療を実施した場合の他、お腹を下しているような臨床例を同じ時期に複数人診断している場合に連絡が入ってくる。
　どのような場合でも、食品の提供者側と有症・喫食者側の両方を確認していく必要がある。

食品の提供者側としては、他の有症者からの連絡を受けていないかどうか。喫食者からは、同じ食品を喫食した者がいるかどうか、その場合症状があるかどうかを確認する。

　特に、下痢等の有症状が出たのは、自身が疑う喫食から、どのぐらいの時間が経過して、症状が現れたのか、いわゆる潜伏期間の長さにより、疑わしき細菌等の予測をつけられることもあるので、必要不可欠な情報として、確認するようにしなければならない。

　喫食者が医療機関において検便を受け、細菌等を同定されるような例は、実際、かなり少ない。

　大概は、下痢止めの薬と場合によって抗生剤を処方されて、様子を見る方向で診療を終えていることから、医療機関からは殆どが、「喫食者が医療機関で治療した」旨の情報のみで終わることが多い。

　食品の提供者側に同時期に他に有症苦情が入っているような場合は、他に広がりがあるものとして、当然ながら食中毒を疑うことになり、可能な限りの有症者に連絡をとり、それぞれから喫食調査を行えるように、食品の提供者側に、配膳した献立のリストをもらって、喫食者への食品目毎の喫食の有無を確認し、喫食しているものの間で、原因となる品目を割り出す作業を行っていくことになる。

　潜伏期間では、２～３時間と短ければ黄色ブドウ球菌を、１～２日ではノロウイルスや腸管出血性を伴う大腸菌を、３日以上と長いものであればカンピロバクター等を疑う。

　検便と検食から同じ原因菌やウイルスを確認できれば、食品の提供者側の不注意や不衛生な管理に起因する食中毒と断定でき、流れとして２～３日程度の営業停止の行政処分を敢行するようになる。

　営業停止の期間は、提供者側の反省と同時に、責任者や管理者が自ら

店舗の清掃にあたる、調理器具の点検を行うなどの、衛生管理の徹底を促すための期間として活用してもらい、食品衛生監視員としては、対象事業者に対し、再発の防止を心がけるように指導を継続していく限りとなる。

　その他、食品衛生法上で、食品営業者には、2021年、令和3年6月から「HACCP」[※]に基づく管理を義務化したことで、食品衛生監視員として、一律の指導に苦慮していると聞いている。

　※HACCPとは、「Hazard（危害）、Analysis（分析）、Critical（重要）、Control（管理）、Point（点）」の頭文字をとったものである。
　　〈➡起こり得る危害を（事前に）分析して、重要な管理点を見出し、対策する〉

　厚労省のHPから、事業者が行わなければならない管理として抜粋すると、

　全ての食品等事業者（食品の製造・加工、調理、販売等）が衛生管理計画を作成する。
●大規模事業場、と畜場、食鳥処理場
　➡食品衛生上の危害の発生を防止するために特に重要な工程を管理するための取組（「HACCP」に基づく衛生管理が必要）
●小規模な営業者等
　➡取り扱う食品の特性等に応じた取組（「HACCP」の**考え方を取り入れた衛生管理を行う**）

営業者や事業者が実施することとして、

①「一般的な衛生管理」及び「HACCPに沿った衛生管理」に関する基準に基づき衛生管理計画を作成し、従業員に周知徹底を図る
②必要に応じて、清掃・洗浄・消毒や食品の取り扱い等について具体的な方法を定めた手順書を作成する

③衛生管理の実施状況を記録し、保存する

④衛生管理計画及び手順書の効果を定期的に（及び工程に変更が生じた際等に）検証し（振り返り）、必要に応じて内容を見直す

が挙げられる。

　私見としては、医薬品のGMP（製造と品質の管理基準）のように、栄養目的でも治療目的でも「人の口に入るもの」である以上は、管理は同じものと捉え、製造者・営業の責任者として、提供食品の製造工程の中で、衛生管理上、最も注意しなければならない工程は、どの部分なのかをしっかりと分析、検証して、それぞれの立場で、一律に品質の管理に努めていけるようにするものと理解している。

　大きな業者から小さな業者まで、営業者が実施する管理が明文化されたことで、行政側としては、すべての業者への衛生管理の底上げが図れる、対応できないところは、淘汰されていくべきもの、という狙いがあるものと思っている。

　ただ、様々な業者が存在し、それぞれの考えや資質にも差を生じることが当然考えられ、これからの食品衛生監視員としての指導手腕が問われていくことは間違いなく、苦慮している分、これからの大きな課題になるものと思われるところである。

終章　手記終幕へ

　ここまでを振り返って、詳細を全く経験していない食品衛生に関する記載を最後に、業務紹介を締めくくってしまうのは、若干、尻すぼみになる様相となった。

　とはいえ、これまでに筆者が携わってきた業務を一通り、駆け足ではあるが紹介してきたつもりである。

　ただ、あくまでも、これらは、全体の業務の中としては、「ほんの一部としての一通り」であって、筆者の記憶から消えてしまっている内容もあることを含め、書けていない部分が、まだまだ、相当あるものと思っている。

　また、これまでに綴ってきた内容は、筆者の限られた立場の中での業務紹介であって、筆者以外の行政薬剤師同胞の方々をも含めて考えたとすれば、それはまた、それぞれで、その時々で、全く違う立場において、様々な、苦難な業務に対峙されてきている、ということになる。

　従って、この一冊で、行政薬剤師の業務は、全て網羅して紹介されている、ということには当然ながら、なり得ないので、その辺りは、どうか御容赦願いたいところである。

　後は、同胞の方々の中で、筆者以外にも「行政薬剤師」を紹介する方が、他にも現れてもらえたら、非常にありがたいところである。それぞれの方々の手記が、違う筆者の考えや切り口から、これからの行政薬剤師の後輩への道標として少しでも参考になれば、また、遂行する業務に、より有効なものになるのであれば、この上なく喜ばしいものである。

業務手記もいよいよ終幕となるのだが、さてさて、このほかで、肝心
な、最も肝心な、絶対に記録を残しておかなければならない、35年間
の勤務の中で、３年以上を費やした、「保健所におけるコロナ禍の対応」
であるが、これは、既に上梓している。
　その中でも触れているが、新型コロナウイルス感染症に関する対応
は、保健医療の分野、感染症担当の分野がイニシアチブをとり、管理職
ではない、現状の生活環境を担当する行政薬剤師としては、直接的な出
番は少なく、感染症担当者業務の補助につくことが多かった。

　ただ、筆者が、管理職の立場で、危機管理対応として、保健所がワン
チームとなって、地域で発生する感染者を守っていく体制をとれるよう
に、組織をまとめていかなければならない使命があることを悟り、退職
の前に二つの保健所で「コロナ禍」の業務に就いたことは、正に、「行
政薬剤師」の任務を、真に全うする意味でも、大きな締めくくりの場に
巡り合えたものとして自負している。

　保健所におけるコロナ禍の対応は、壮絶を極めた、と言葉では簡単に
大きく書けるものの、具体的に、最も活躍したのは、感染症担当課の保
健師等スタッフであることは間違いないが、その直接業務を担当したス
タッフの立場では、実務的にスポットを当てた記録はどうしても作成し
にくく、非常に残しにくいものにもなってしまうため、そのうち、忘れ
去られてしまうことになっていくものと思われるのである。

　そこで、保健所長（公衆衛生医師）と違った立場で、全体的な状況を
見ることができる筆者の立場から、また、自身が「行政薬剤師」であっ
たからこそ、公衆衛生的な見地もかない、別途作成することができたも
のと思う次第である。

　筆者が「行政薬剤師」の立場でコロナ禍にどう対峙したのか、決して、カッコよいものではなかったが、苦労した内容は、なんとか伝わるものと思っているので、どうか一読していただきたいと願うところである。

　さて、読者の中で、特に、現在進行形で薬学教育を受けられている方で、これまでに紹介してきた「行政薬剤師」の業務であるが、「公衆衛生、広く皆様の生活を衛る（守る）業務」として、少しでも「全体の奉仕者として、やりがいがありそうだ、私でもできそうだ、なんとかなりそうだ」と思われた方は、将来の就職先の選択肢の一つとして検討していただければ幸甚の至りである。

　なにはともあれ、ひたすら最後まで、この長文に目を通していただいた全ての方々に、心より深謝したい。
　また、筆者と運悪く縁があって、指導教育していただいた先代の上司の方々、一緒に業務に携わった同僚、後輩の方々、各業務の遂行に御協力をいただいた、これまでの多くのスタッフ、職員の方々に対し、謹んで御礼を申し上げたい。

　　「ありがとうございました！」

令和5年3月27日

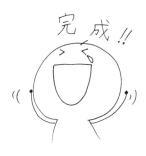

大卒程度　衛生薬学実施結果

年度	職種	公告	申込者(A)	1次受験者(B)	1次受験率(B/A)	1次合格者(C)	1次合格率(C/B)	2次受験者(D)	2次受験率(D/C)	最終合格者(E)	最終合格率(E/B)	最終倍率(B/E)	採用者数(F)	辞退率(1-F/E)
20	衛生薬学	2	9	8	88.9	5	62.5	5	100.0	2	25.0	4.0	2	0.0
21	衛生薬学	2	7	6	85.7	5	83.3	5	100.0	2	33.3	3.0	2	0.0%
22	衛生薬学	1	10	7	70.0	5	71.4	5	100.0	2	28.6	3.5	1	50.0%
23	衛生薬学	2	7	6	85.7	5	83.3	4	80.0	2	33.3	3.0	2	0.0%
24	衛生薬学	2	7	6	85.7	4	66.7	4	100.0	3	50.0	2.0	2	33.3%
25	衛生薬学	2	3	2	66.7	2	100.0	2	100.0	2	100.0	1.0	2	0.0%
26	衛生薬学	2	7	4	57.1	4	100.0	4	100.0	3	75.0	1.3	3	0.0%
27	衛生薬学	2	8	3	37.5	3	100.0	2	66.7	2	66.7	1.5	2	0.0%
28	衛生薬学	1	5	5	100.0	3	60.0	3	100.0	3	60.0	1.7	3	0.0%
29	衛生薬学	1	3	3	100.0	3	100.0	3	100.0	2	66.7	1.5	2	0.0%
30	衛生薬学	1	6	4	66.7	3	75.0	3	100.0	1	25.0	4.0	1	0.0%
1	衛生薬学	1	4	4	100.0	4	100.0	4	100.0	2	50.0	2.0	2	0.0%
2	衛生薬学	1	2	2	100.0	2	100.0	2	100.0	2	100.0	1.0	2	0.0%
3	衛生薬学	1	2	1	50.0	1	100.0	1	100.0	1	100.0	1.0	1	0.0%
4	衛生薬学	1	1	0	0.0	-	-	-	-	-	-	-	-	-

※ H24以降から薬学教育6年制の卒業者となる。
当自治体への実際の一次受験者はずっと一桁台であり、直近7年間は5人以下である。

参考資料：当自治体の薬学教育修了者として公募する「衛生薬学」職種の申込者等推移

はやし　まさひろ

昭和37年、北九州市生まれ。
父親の転勤異動に伴い、中学・高校は静岡県、大学時代
は埼玉県で過ごす。
昭和63年、城西大学大学院薬学研究科修士課程を修了。
同年、行政薬剤師として某（都道府県）自治体に奉職。
35年間の勤務を経て令和5年3月定年退職、現在に至る。

【著書】
『行政薬剤師の手記　保健所における新型コロナとの闘
い』（東京図書出版）

行政薬剤師とは何だ？
~35年間の業務格闘手記~

2024年4月29日　初版第1刷発行

著　　者　はやしまさひろ
発行者　中田典昭
発行所　東京図書出版
発行発売　株式会社 リフレ出版
　　　　　〒112-0001　東京都文京区白山5-4-1-2F
　　　　　電話 (03)6772-7906　FAX 0120-41-8080
印　　刷　株式会社 ブレイン

© Masahiro Hayashi
ISBN978-4-86641-734-9 C0036
Printed in Japan 2024

落丁・乱丁はお取替えいたします。
ご意見、ご感想をお寄せ下さい。